なる！
眼トレ

本書の使い方

疲れ目、近視、
老眼の
9割が回復！※

眼球視力＝ピントを合わせる筋肉を鍛えられる！

近視も老眼も、水晶体の厚みを調節してピントを合わせる筋肉（毛様体筋）の機能が低下することで起きます。眼トレでピント調整を鍛えて視力を回復させます。

脳内視力を鍛えられる！

光の明暗、色彩を判断する視神経の機能、目に入った情報の伝達は、年齢とともに低下していきます。眼トレで脳を刺激して視力を回復させます。

2～50ページのトレーニングをするときは

1. 本を約40～60センチ離して、明るいところで眺めてください。
2. 1トレーニングにつき、1回10秒～30秒程度眺めてください。1分程度眺めてもかまいません。繰り返し行いましょう。
3. 眼鏡やコンタクトレンズをしていてもOKです。

※著者のクリニックにおける経験数値です。

Training

アルファベットを順に並べよう

大きさの違う「A」～「Z」を、頭を動かさずに素早く順番に目で追いましょう。

顔を動かさないで、目線だけで追うようにしてください。1分が目安です。

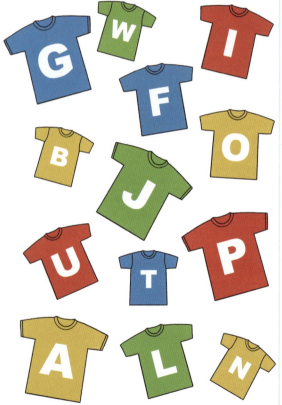

K
M
H
D
Q
E
X
S
Z
C
V
Y
R

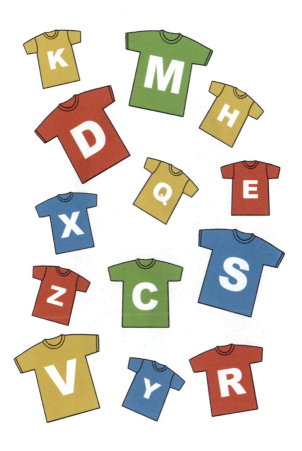

Training

パンダの違いを探そう

左右対称の2頭のパンダ。違うところを素早く見つけてください。

答え→187ページ

違いは4か所あります。

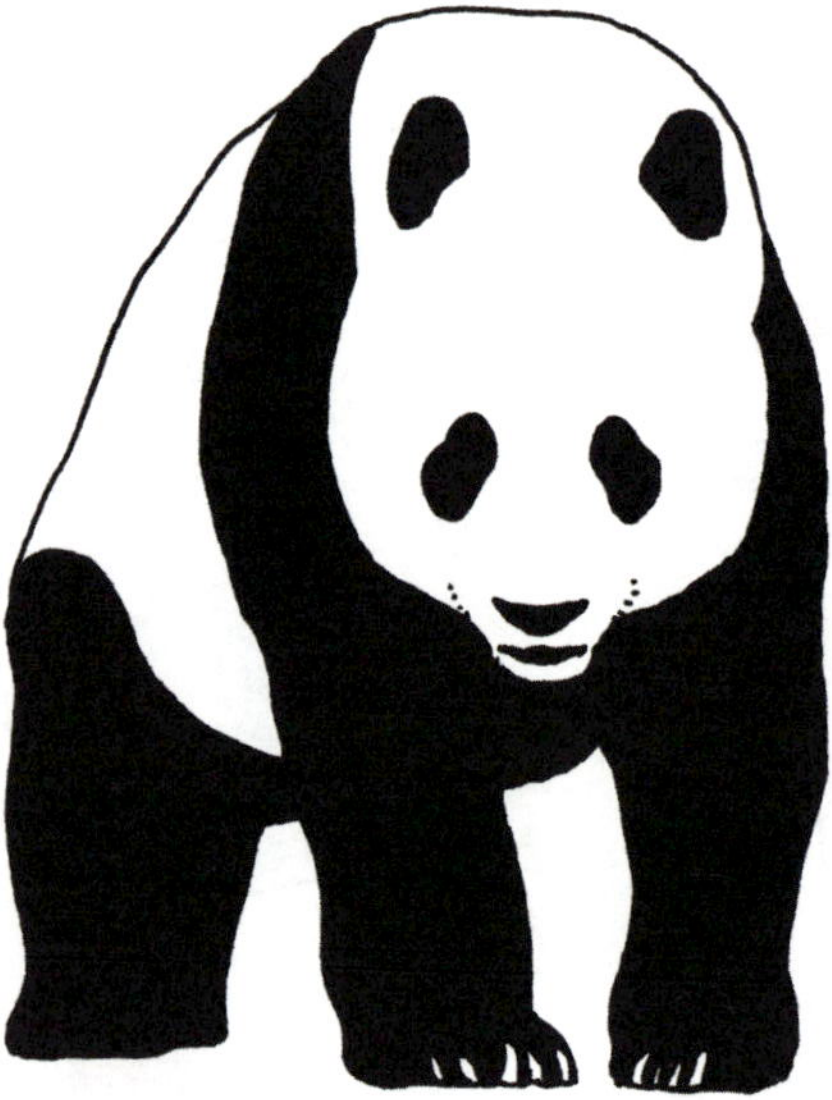

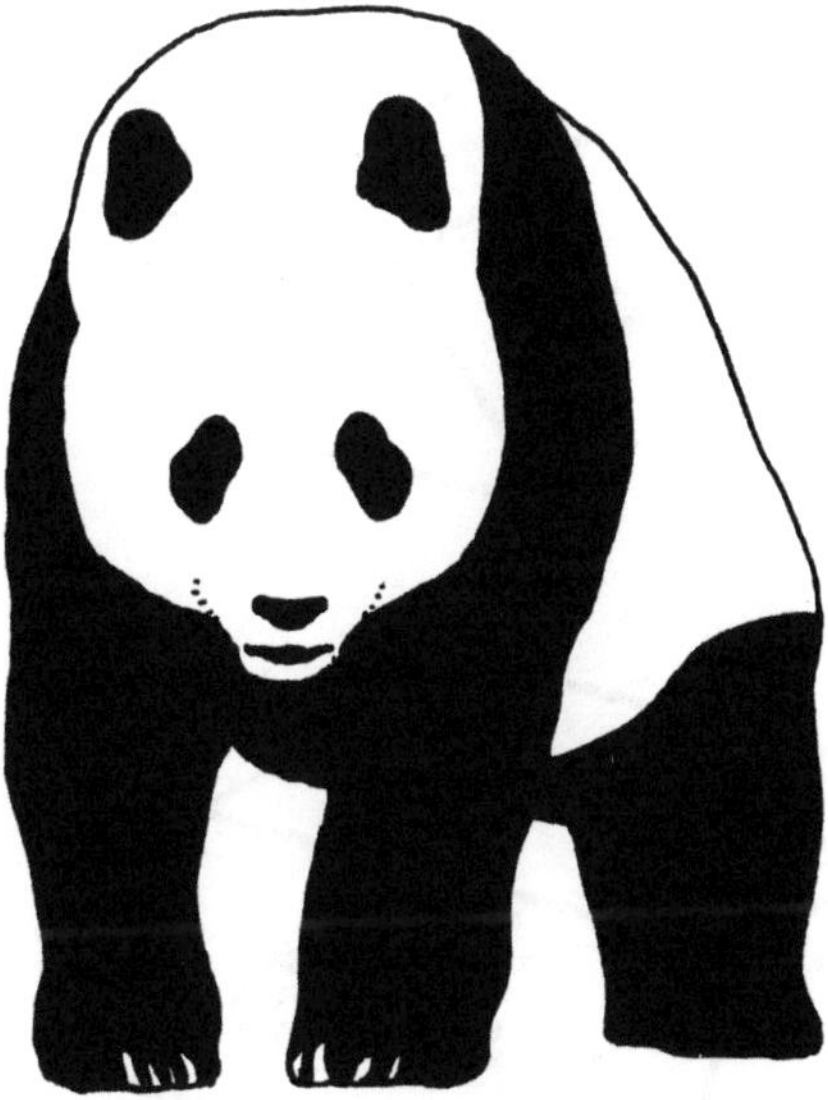

Training

同じみかんの箱はどれ？

形が同じみかんの箱はどれでしょう。

答え→187ページ

目線だけで素早く比べるようにしましょう。

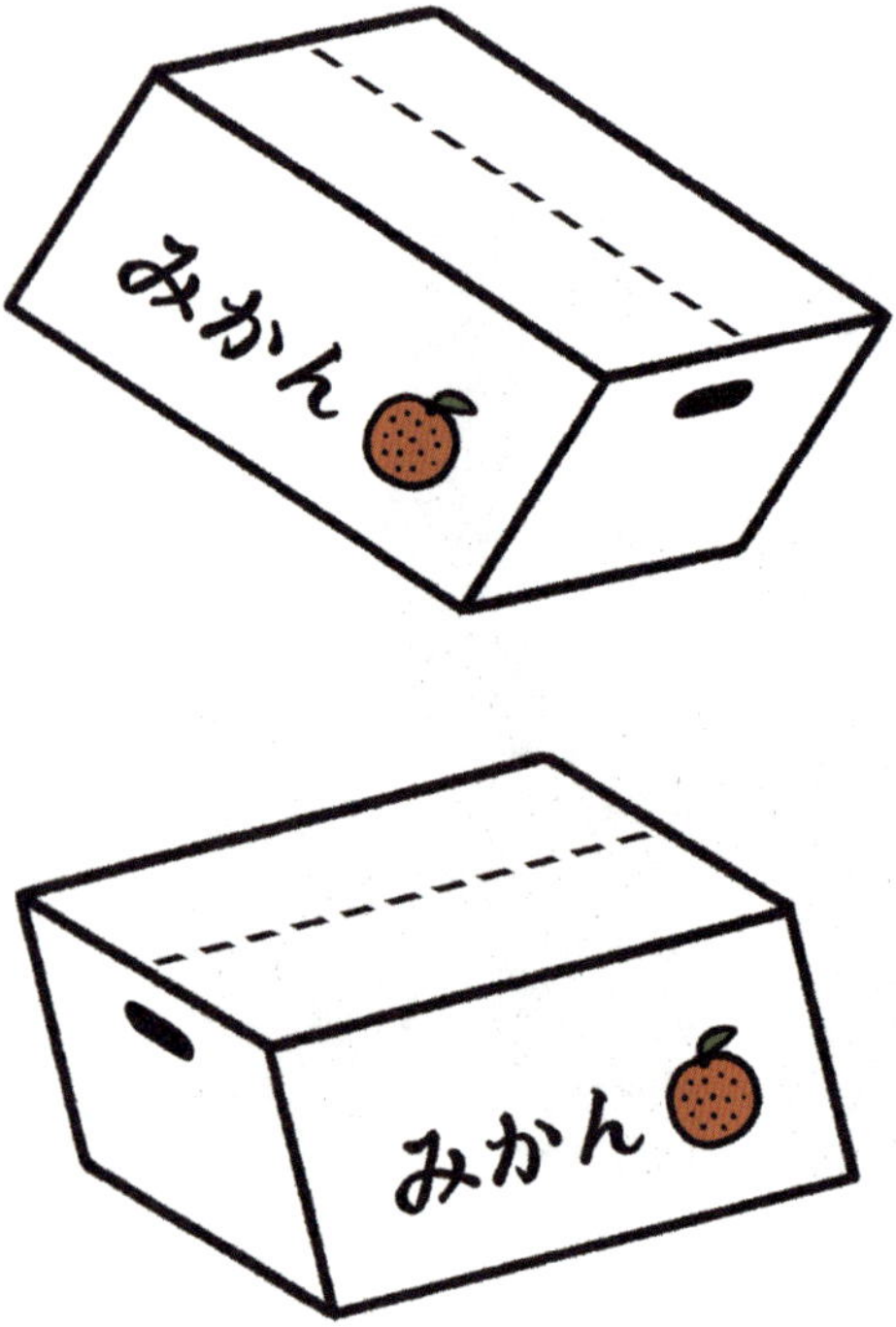

7

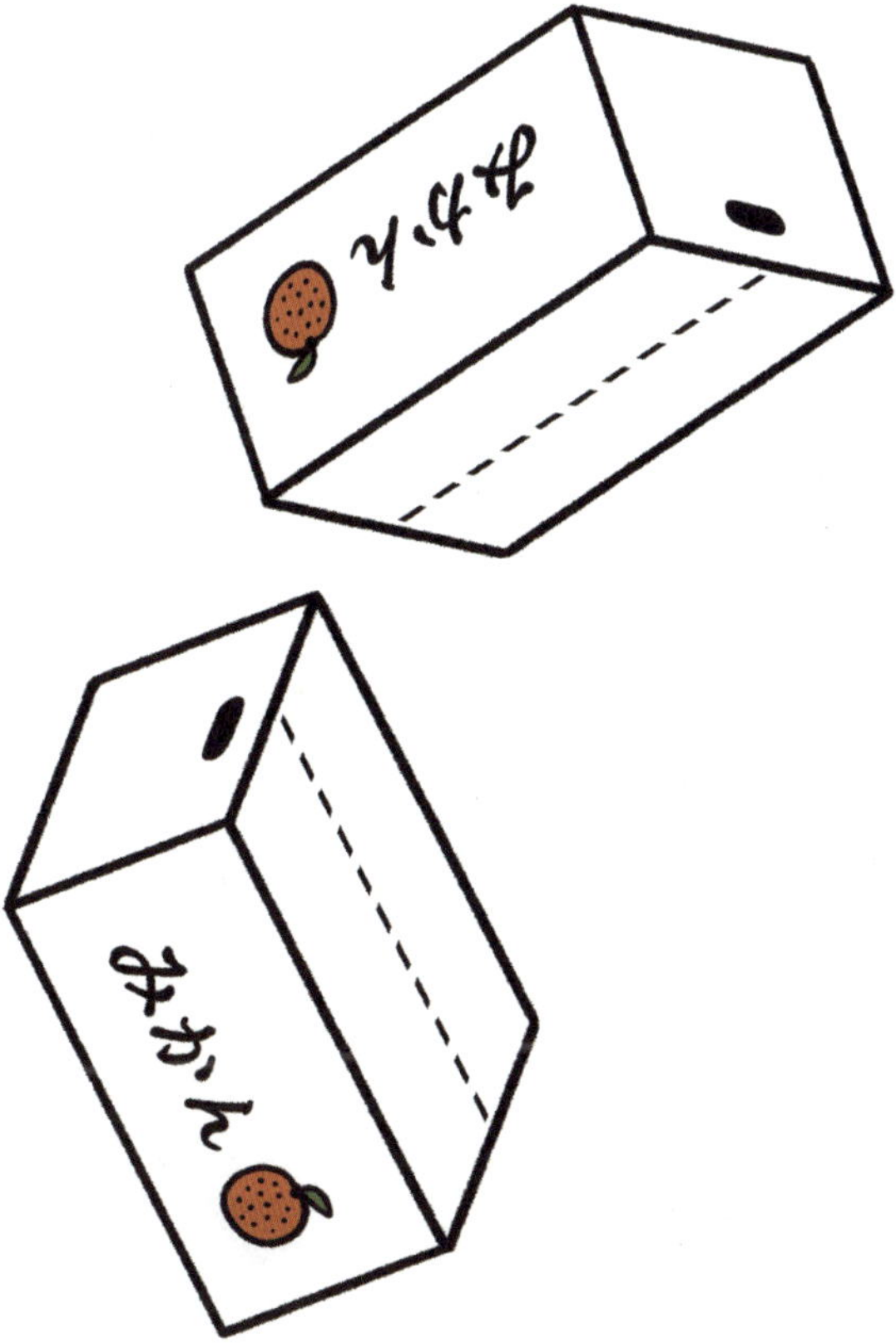

Training

同じ犬はどれ？

右下の丸の中の犬と同じ犬はどれでしょう。
1匹探してください。

答え→187ページ

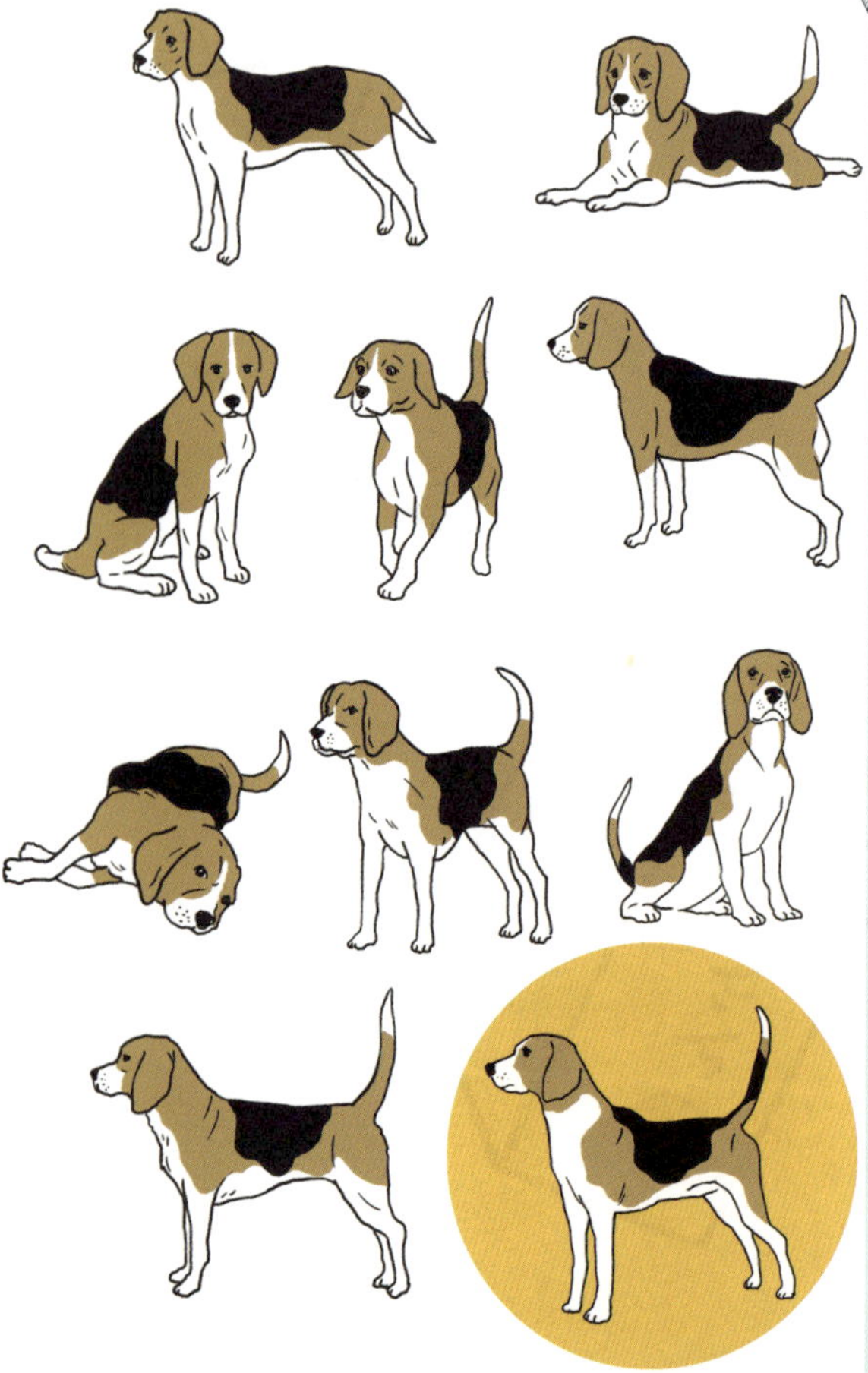

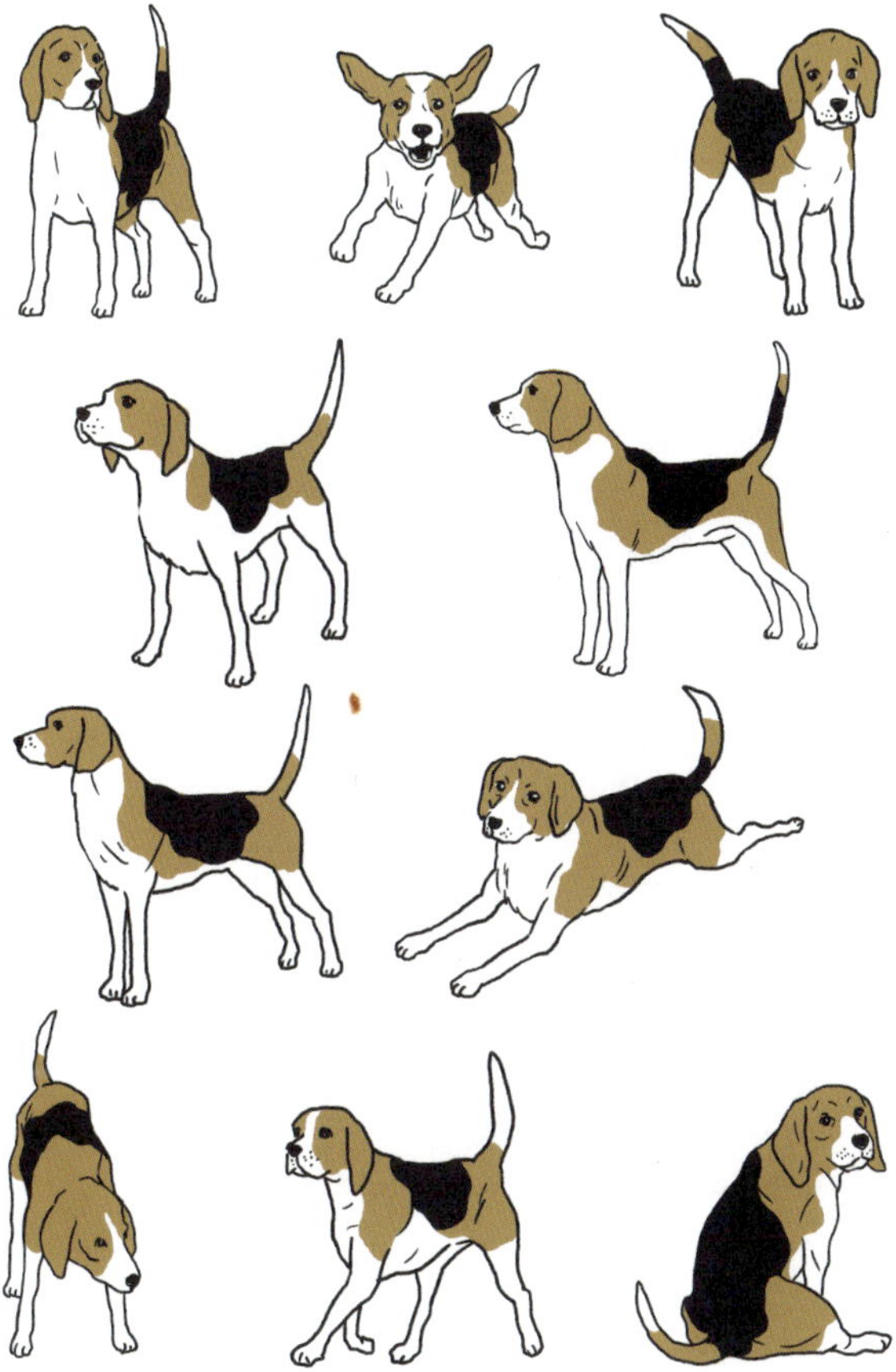

Training

町の違いを探そう

左右の町の絵は、左右と色を反転させたものです。違っているところを見つけてください。

答え→187ページ

違いは4か所あります。

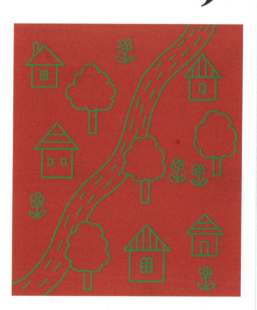

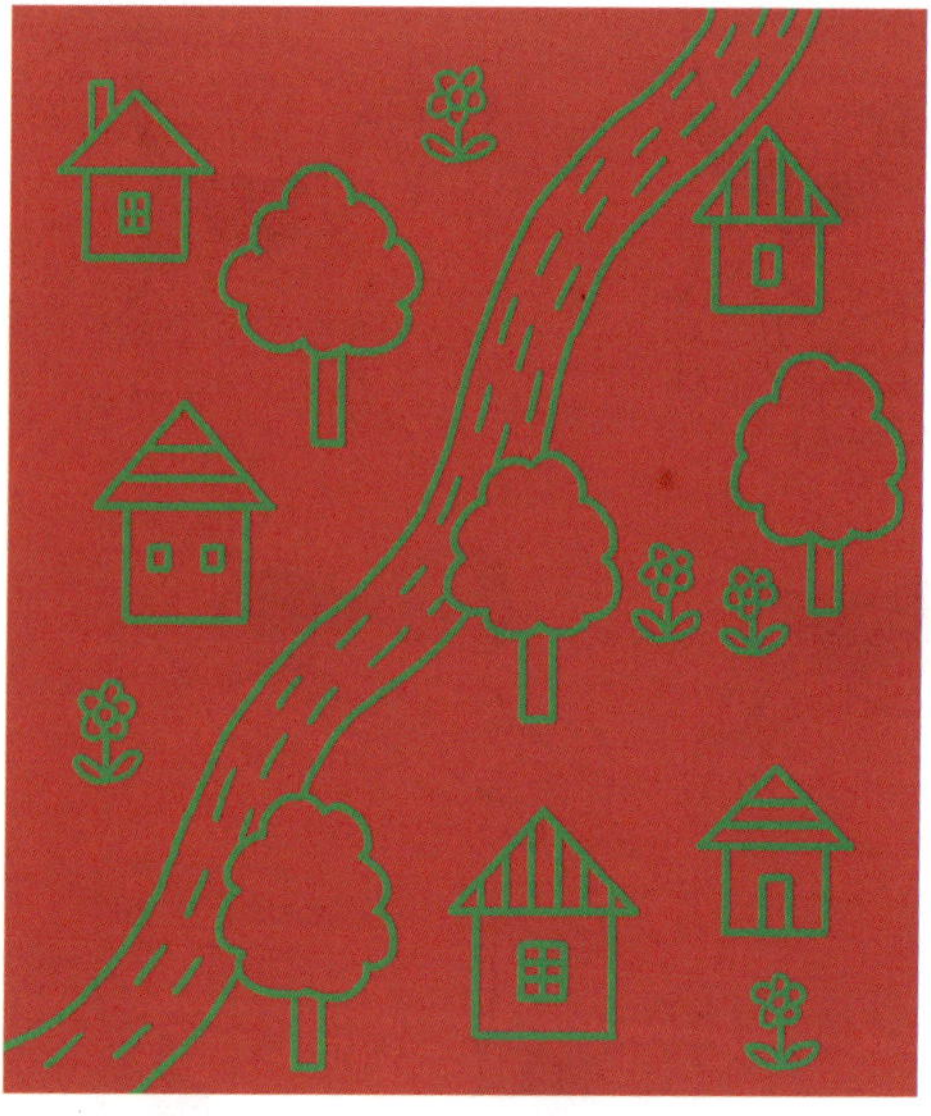

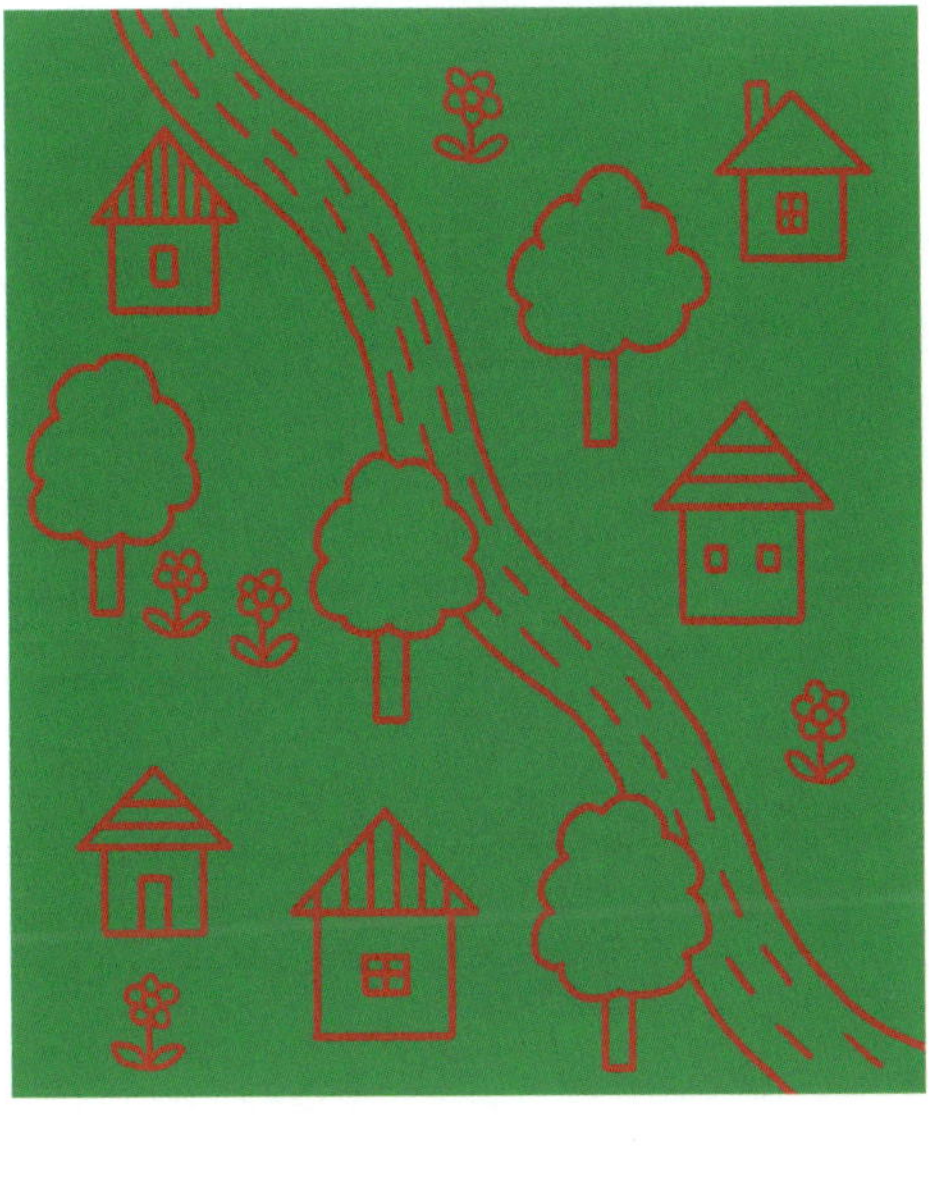

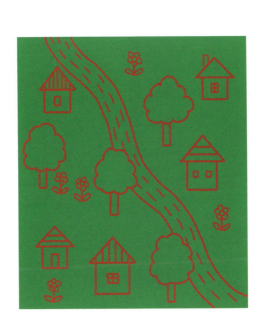

Training

木の後ろをすり抜けた矢はどれ？

木の後ろをすり抜けた矢は上、中、下のどれでしょうか。

答え→187ページ

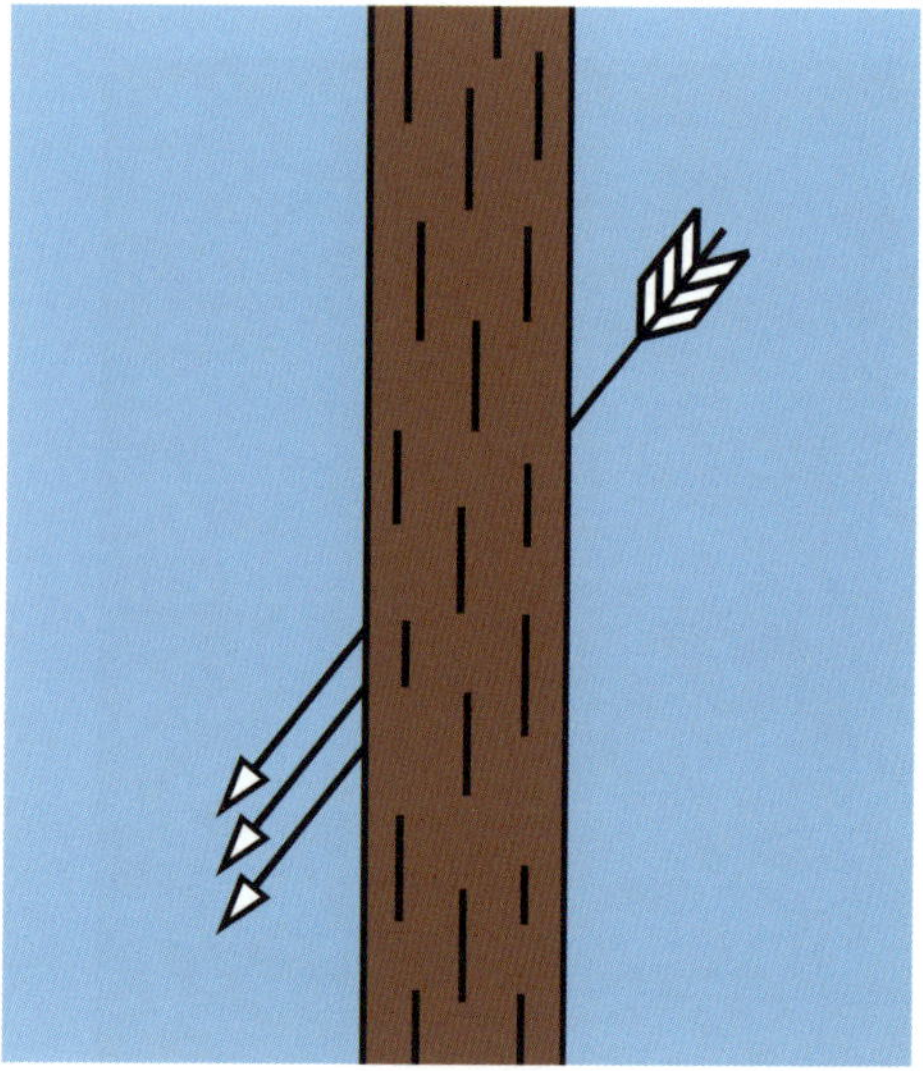

Training

同じ大きさのドーナツはどれ？

大きさの同じドーナツを2組見つけてください。

答え→188ページ

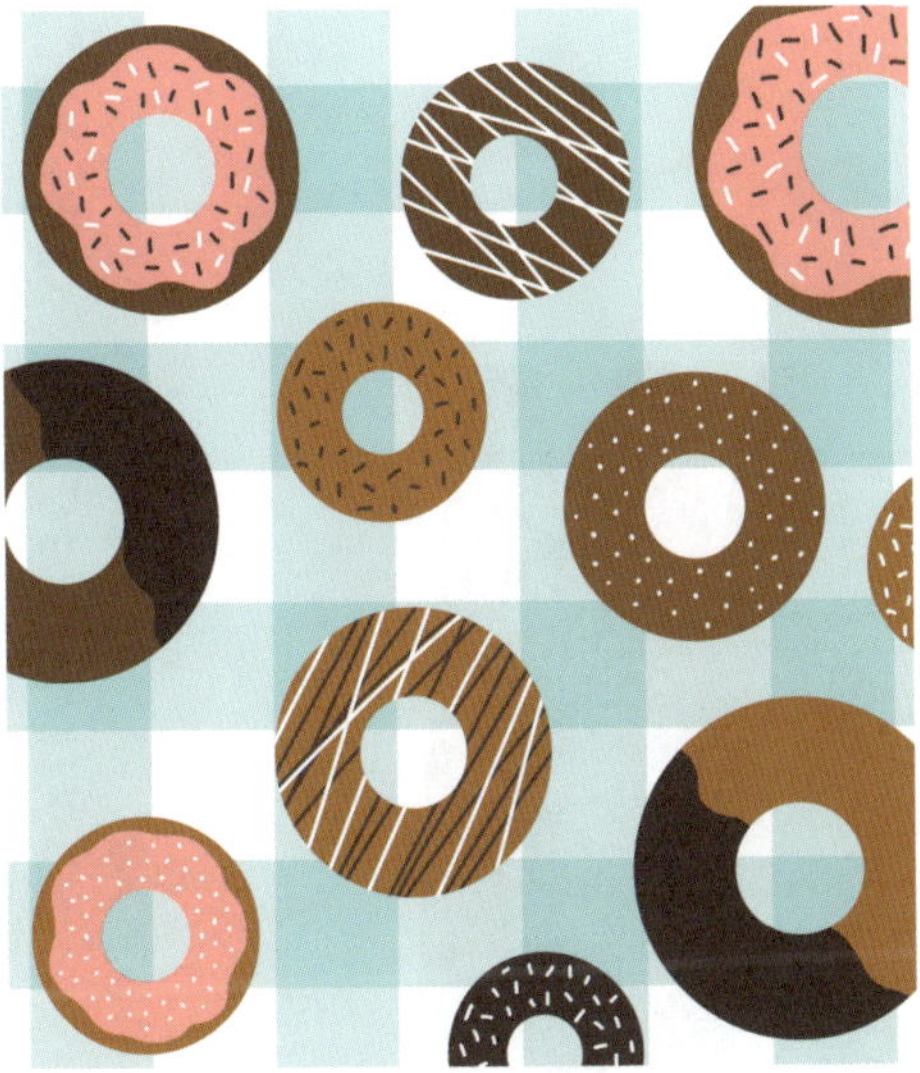

Training

色を順番に見よう

クレヨンの色を右から左へ順番に追いかけてください。
左までいったら、右へ戻ってください。

素早く目で追いかけましょう。

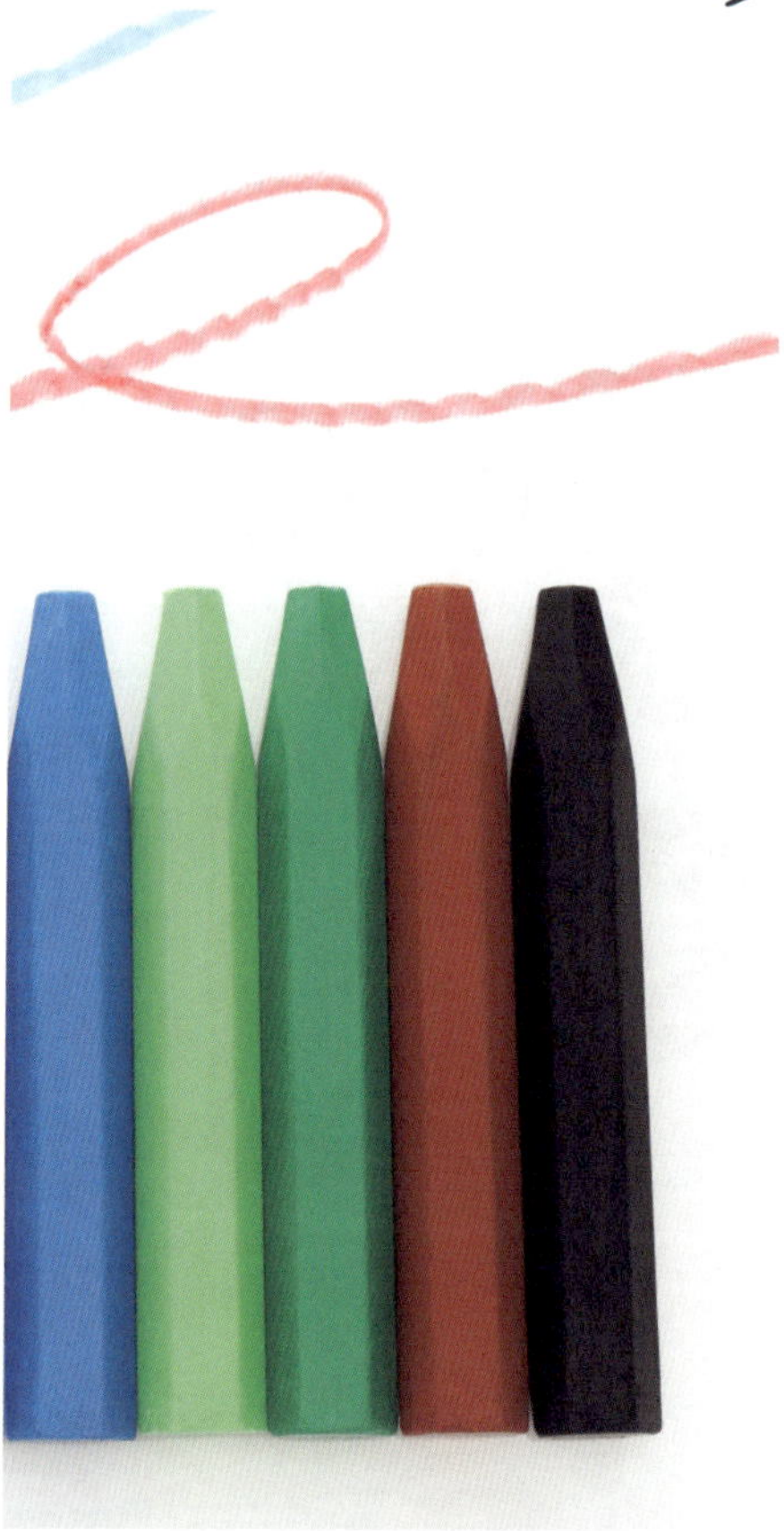

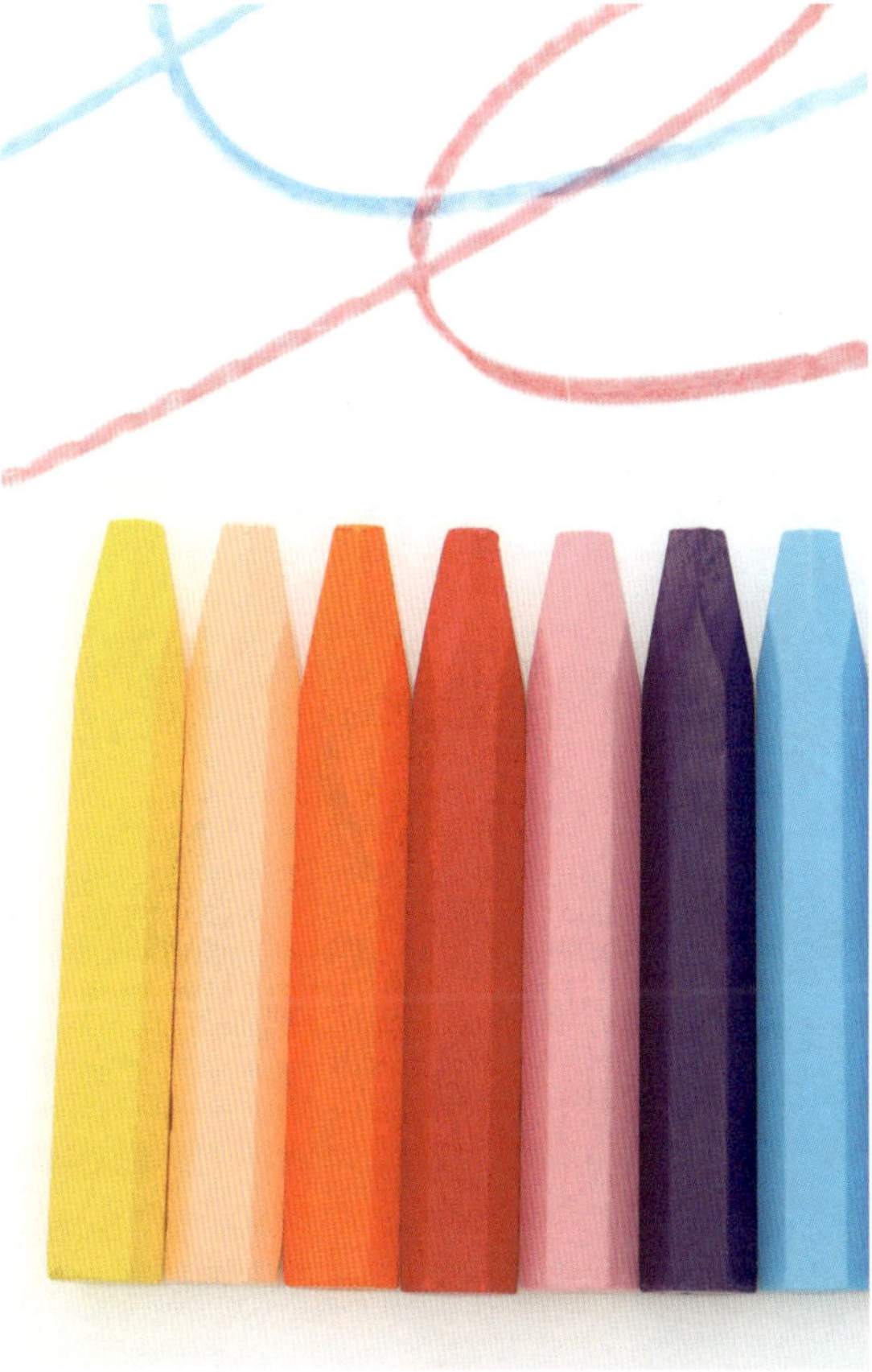

Training

同じ貝がらはどれ？

右上の丸の中の貝と同じ貝がらはどれでしょう。
1つ探してください。

答え→188ページ

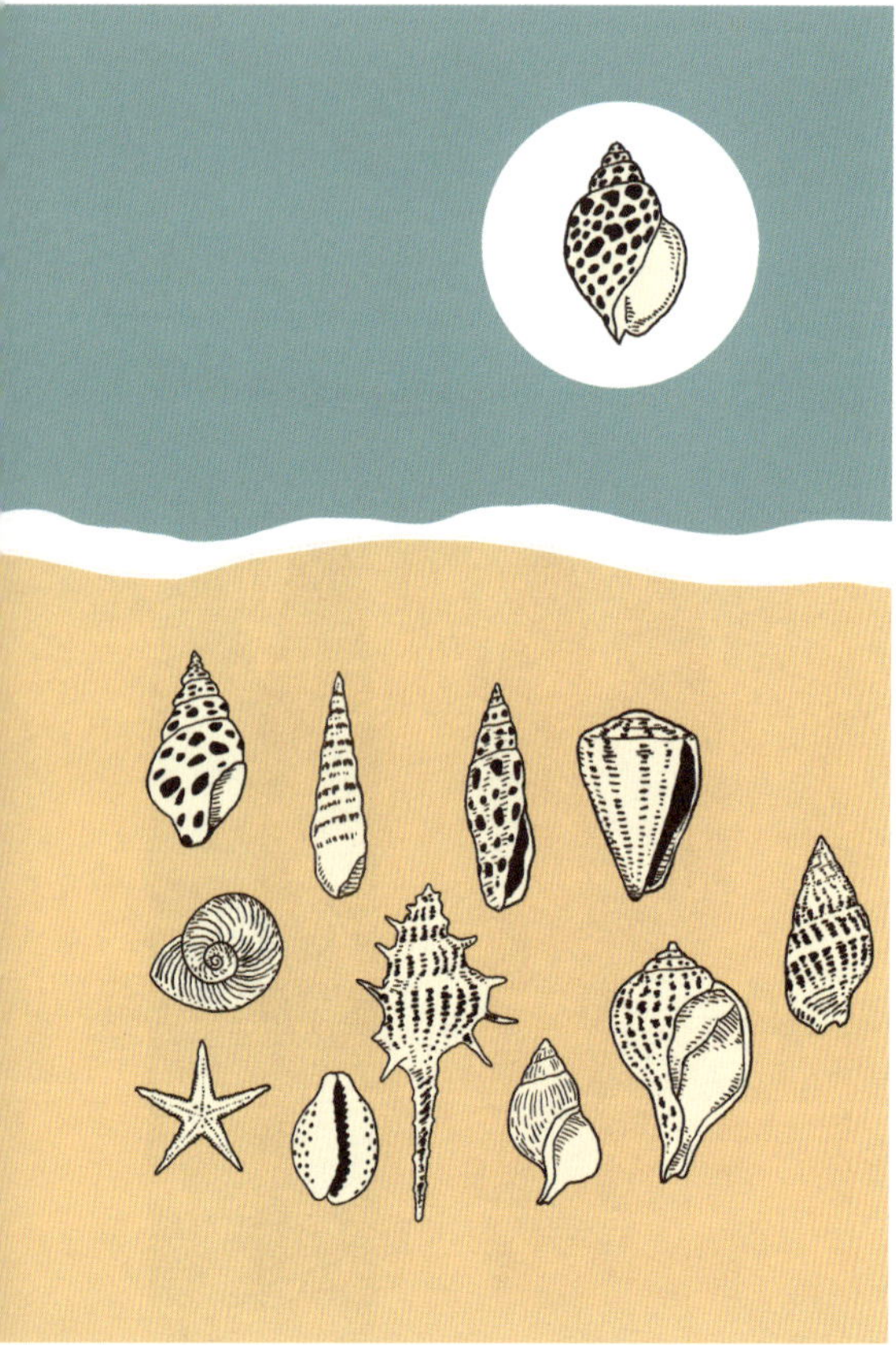

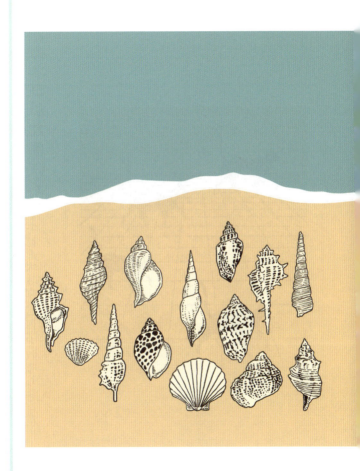

Training

どのネコが大きい？

いちばん大きなネコはどれでしょうか。

答え→188ページ

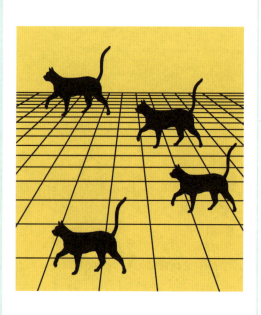

Training

隠れているのはだれ？

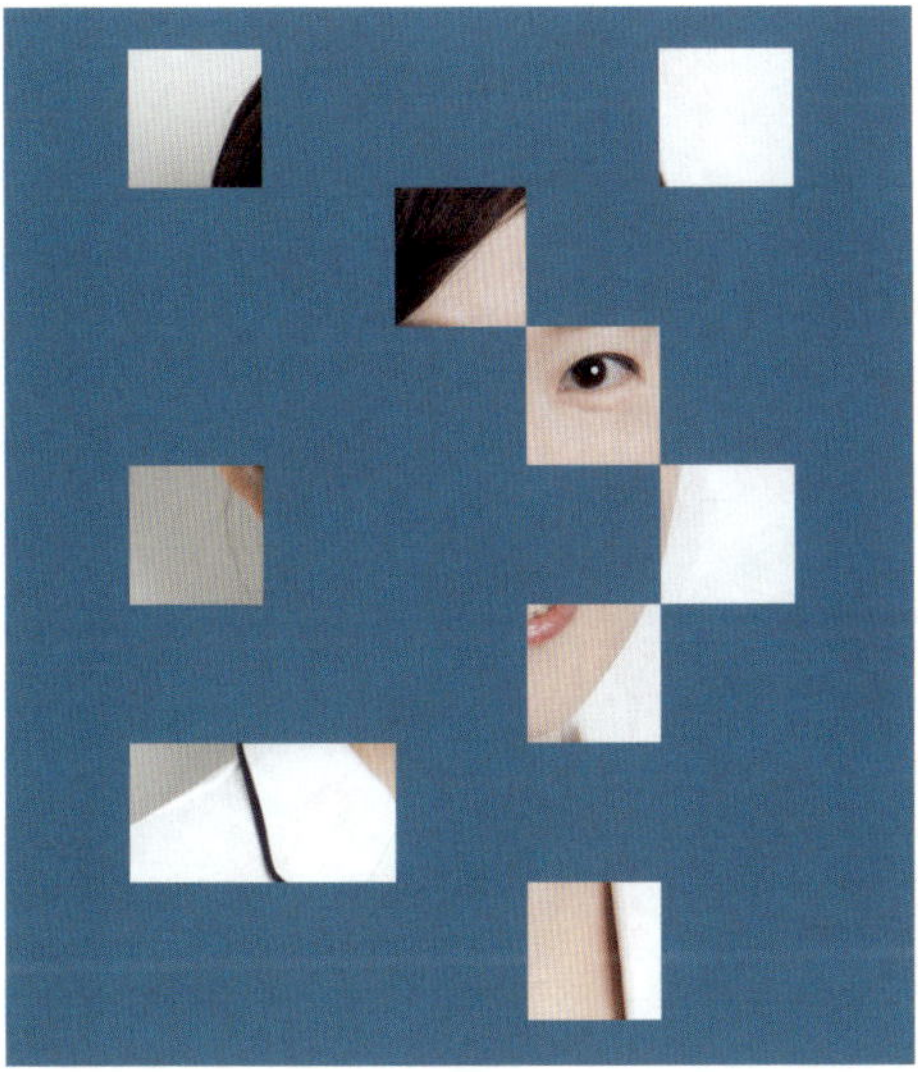

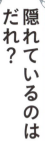

ブルーの壁の向こうにいるのは、だれでしょうか。

答え→188ページ

Training

コイは何匹？

エサを求めてたくさん寄ってきたコイ。
何匹いるでしょうか。

答え→188ページ

素早く数えてください。

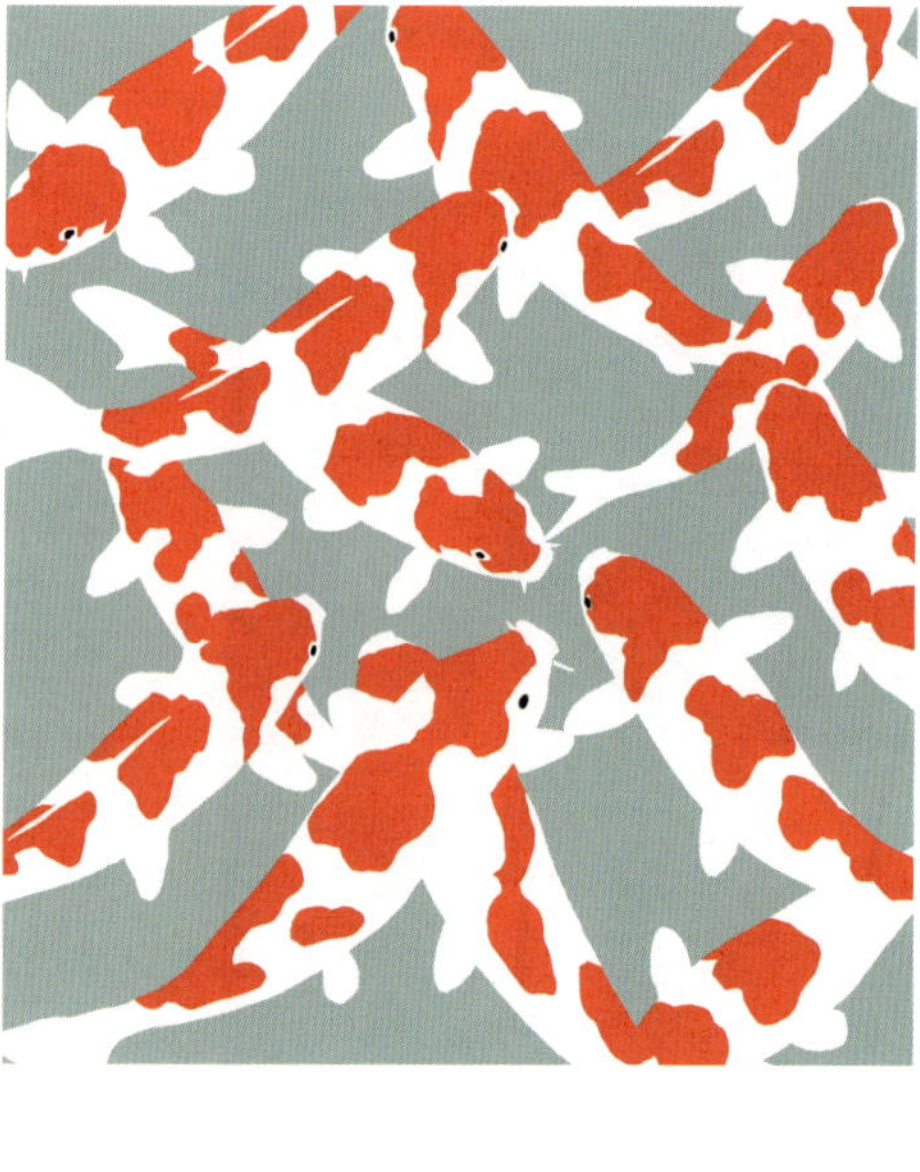

Training

イチゴは何個？

フルーツがたくさんあります。
イチゴは何個あるでしょうか。

答え→188ページ

素早く数えてください。

Training

目をあけている動物はどれ？

動物たちはそろってお昼寝中。目をあけている動物はどれでしょうか。

答え→189ページ

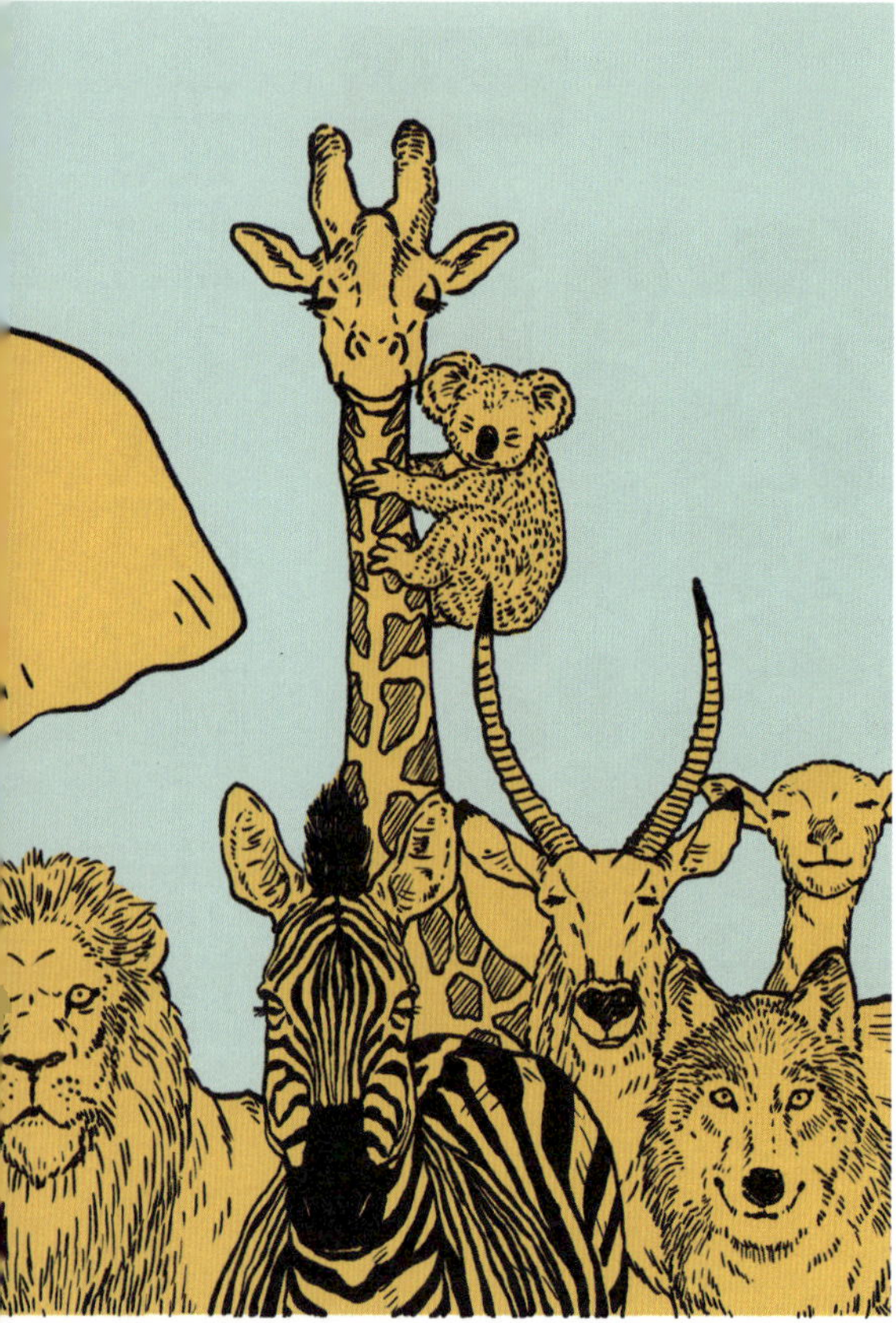

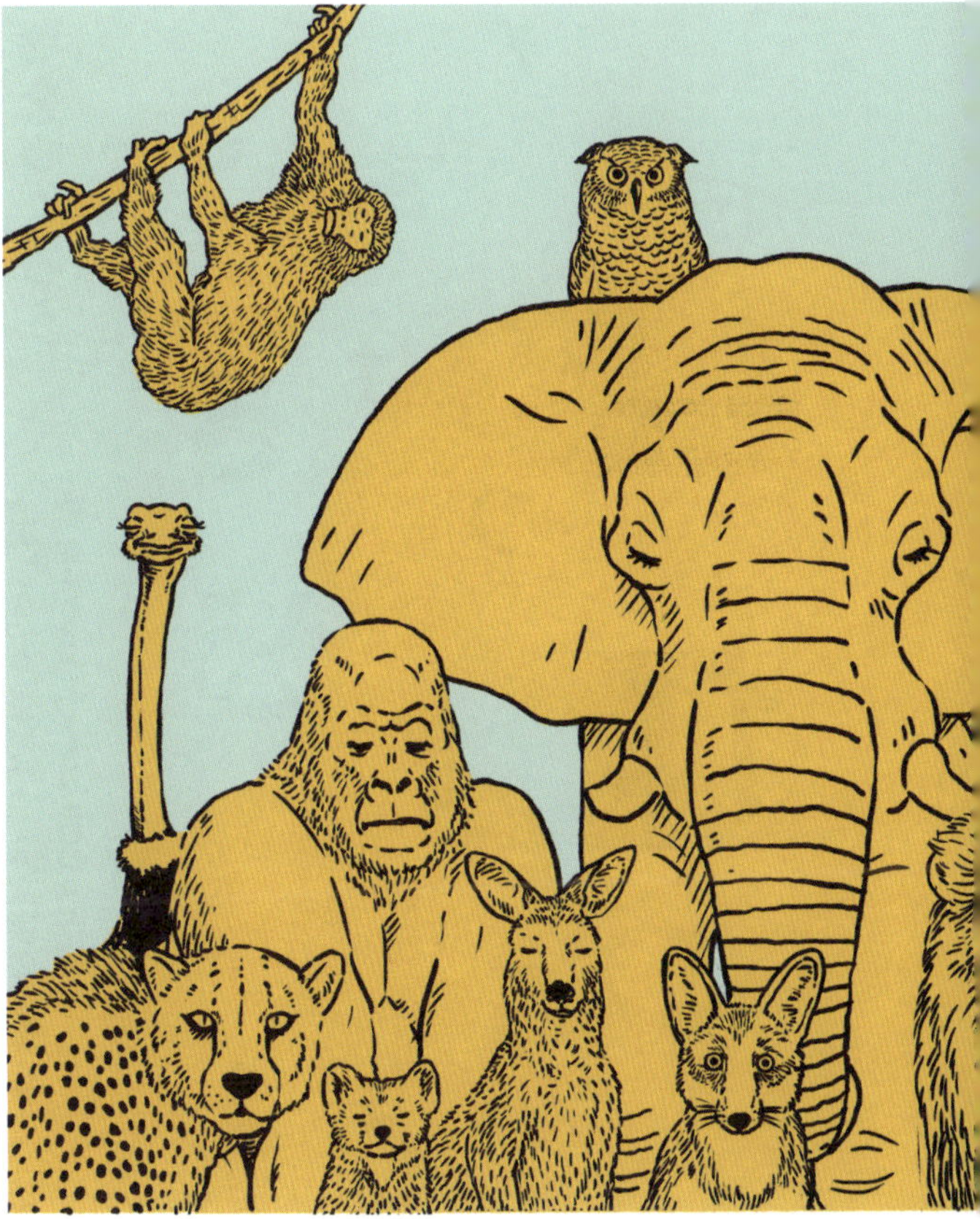

Training

言葉をつくろう

「あ」〜「と」までで、3文字の言葉を素早く3つつくりましょう。

顔を動かさないで、目線だけで追うようにしてください。

て　そ　と　す　あ　い　け　き　さ　つ　お　た　せ　う　え　ち　こ　か　く　し

例)おせち　とけい　つくし
あいそ　おとそ　たうえ　など

Training

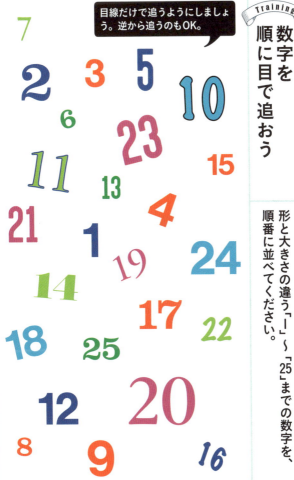

数字を順に目で追おう

形と大きさの違う「1」～「25」までの数字を、順番に並べてください。

目線だけで追うようにしましょう。逆から追うのもOK。

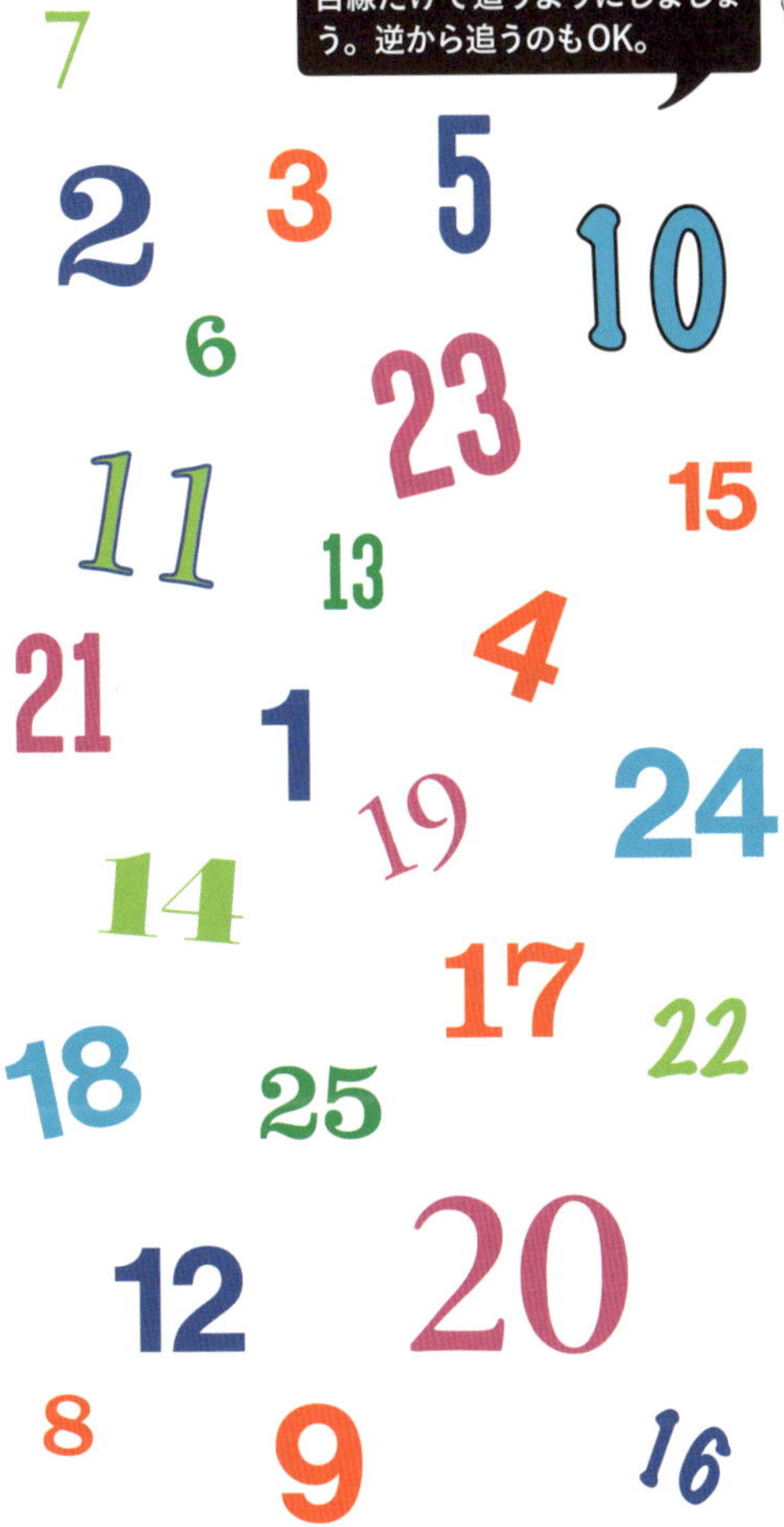

Training

だ円トレース

本を顔から約20センチ離して持ち、スタートからゴールまで目だけで線を追いましょう。

ゴールに着いたらスタートに逆行しましょう。

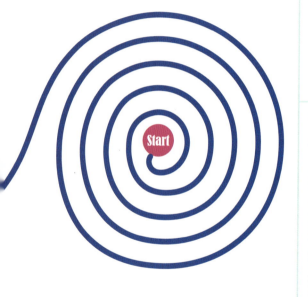

Goal

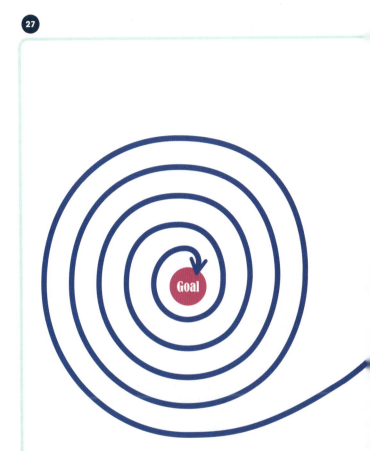

Training

隠れている数字を見つけよう

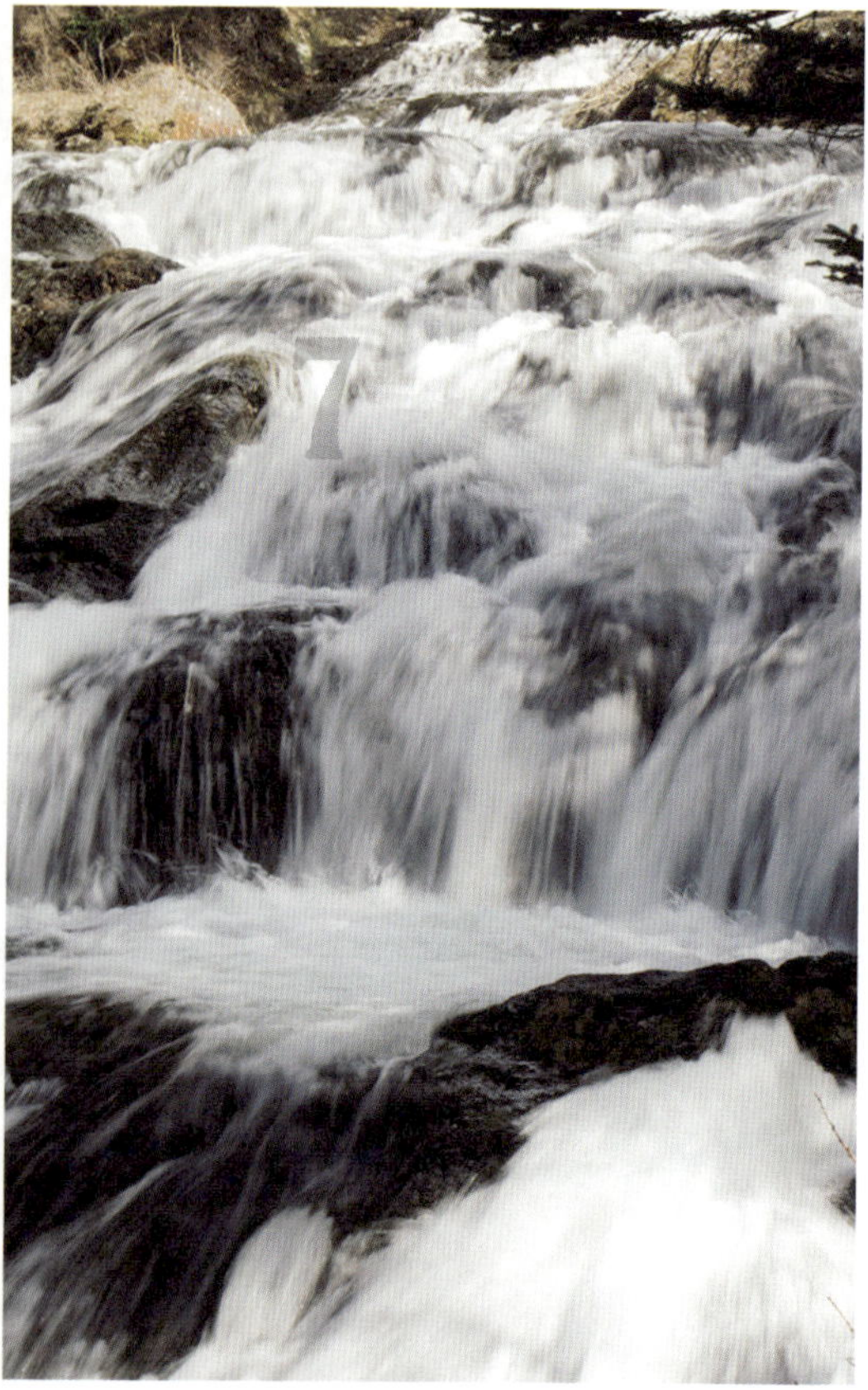

渓流の中に数字が2つ隠れています。見つけてください。

答え→189ページ

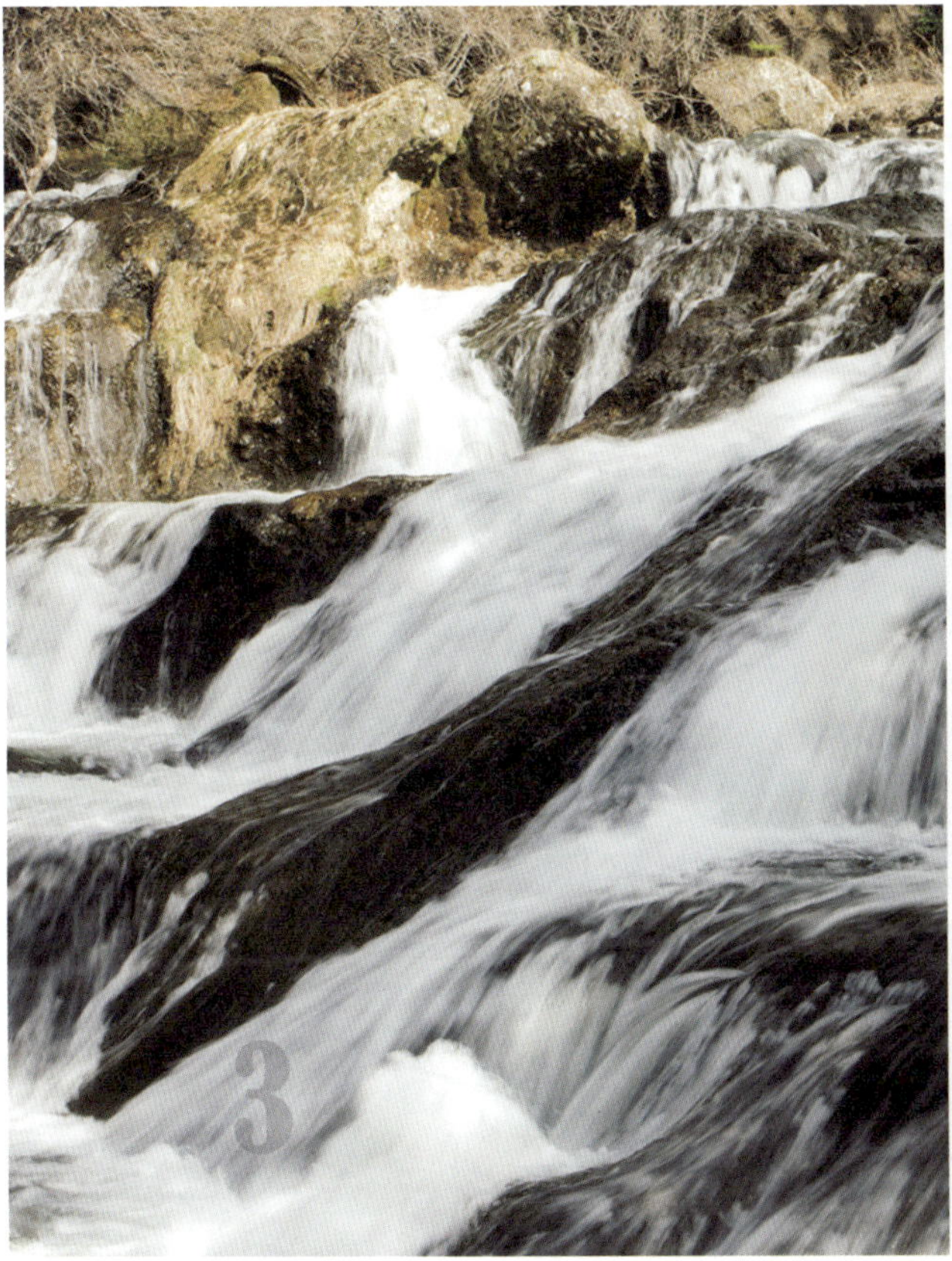

Training

見つけてタッチ

顔は動かさないで、目だけを動かして文字を見ながら、絵をタッチしてください。

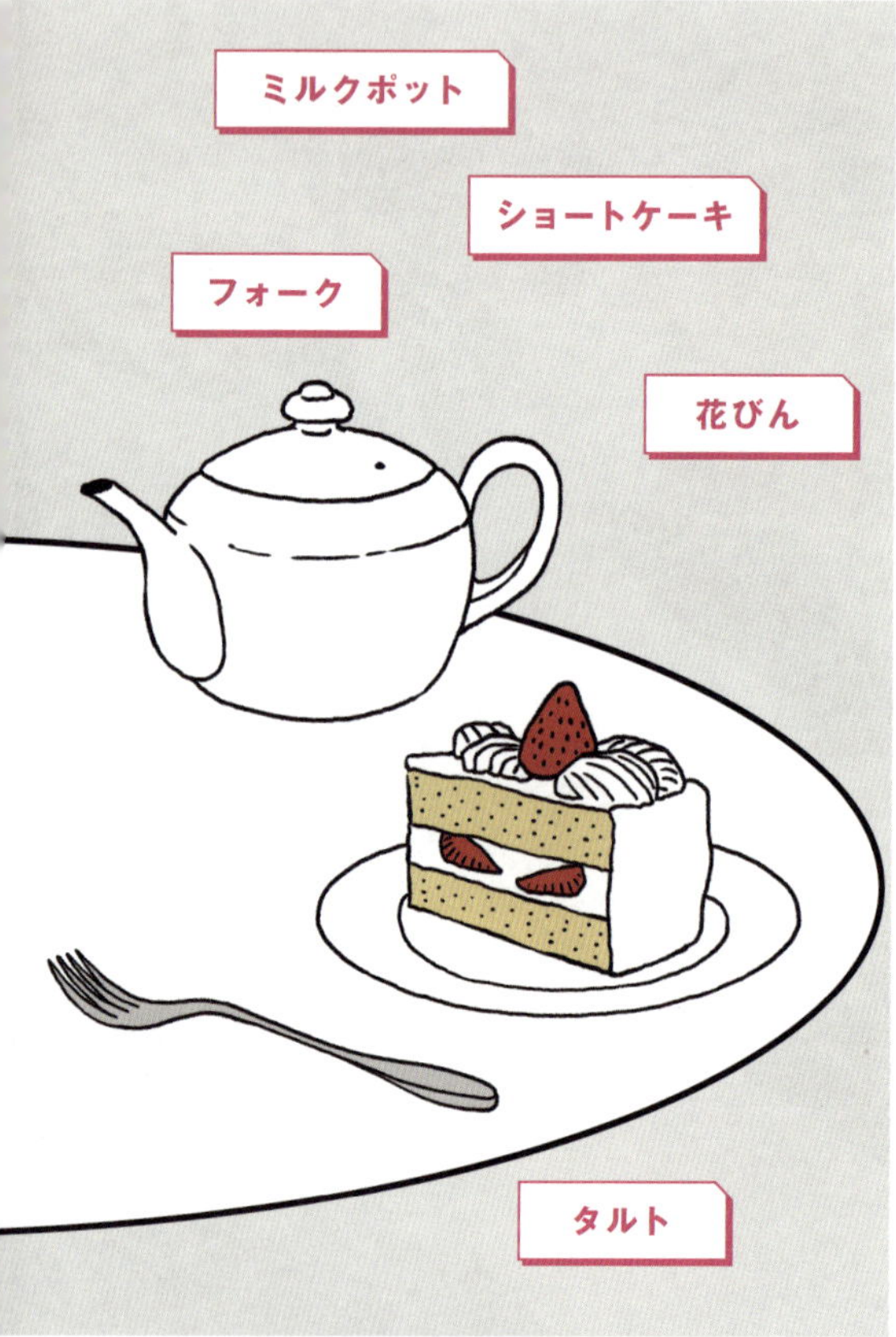

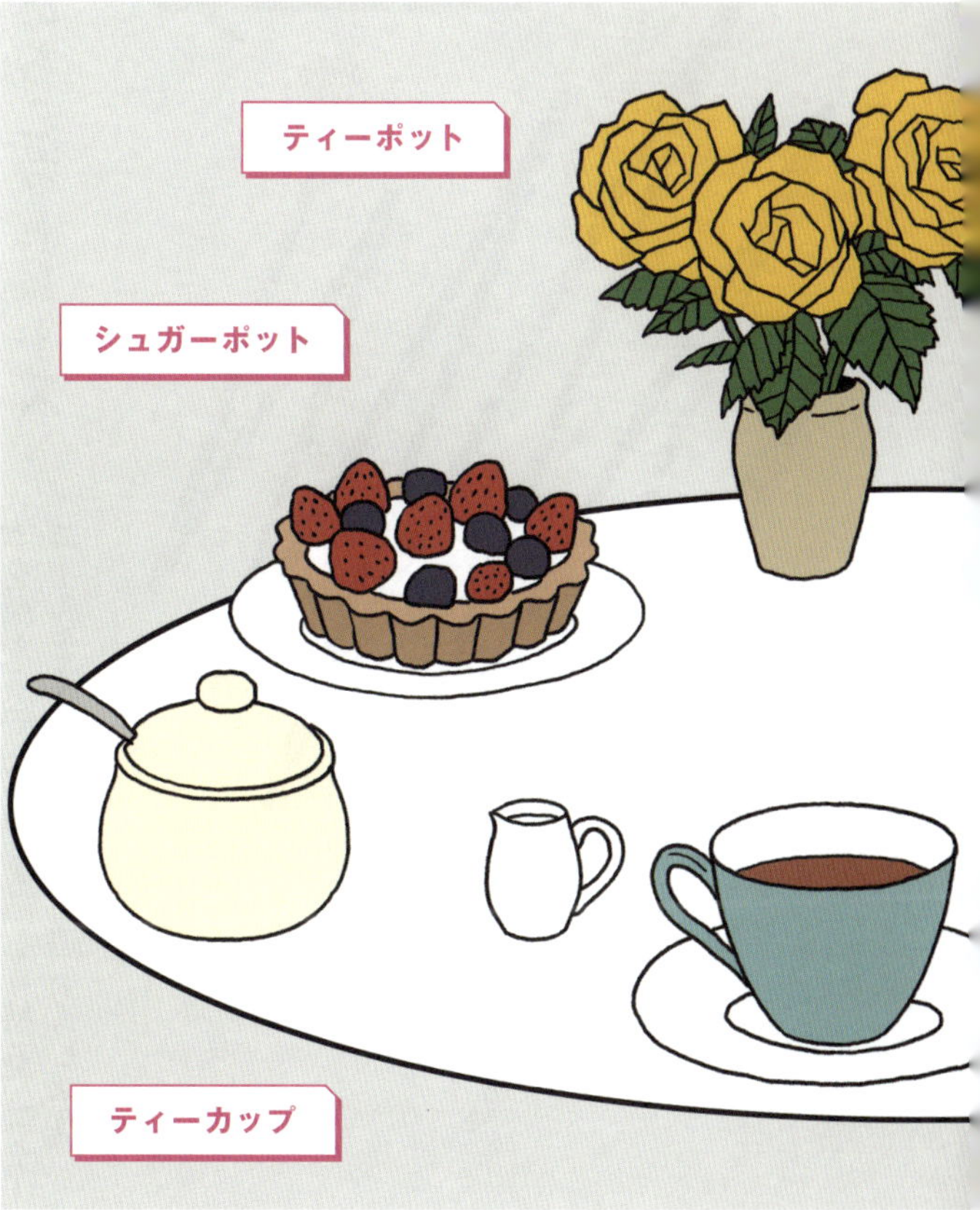
ティーポット
シュガーポット
ティーカップ

Training

あちこちトレース

本を顔から約20センチ離して持ち、スタートからゴールまで目だけで線を追いましょう。

ゴールに着いたらスタートに逆行しましょう。

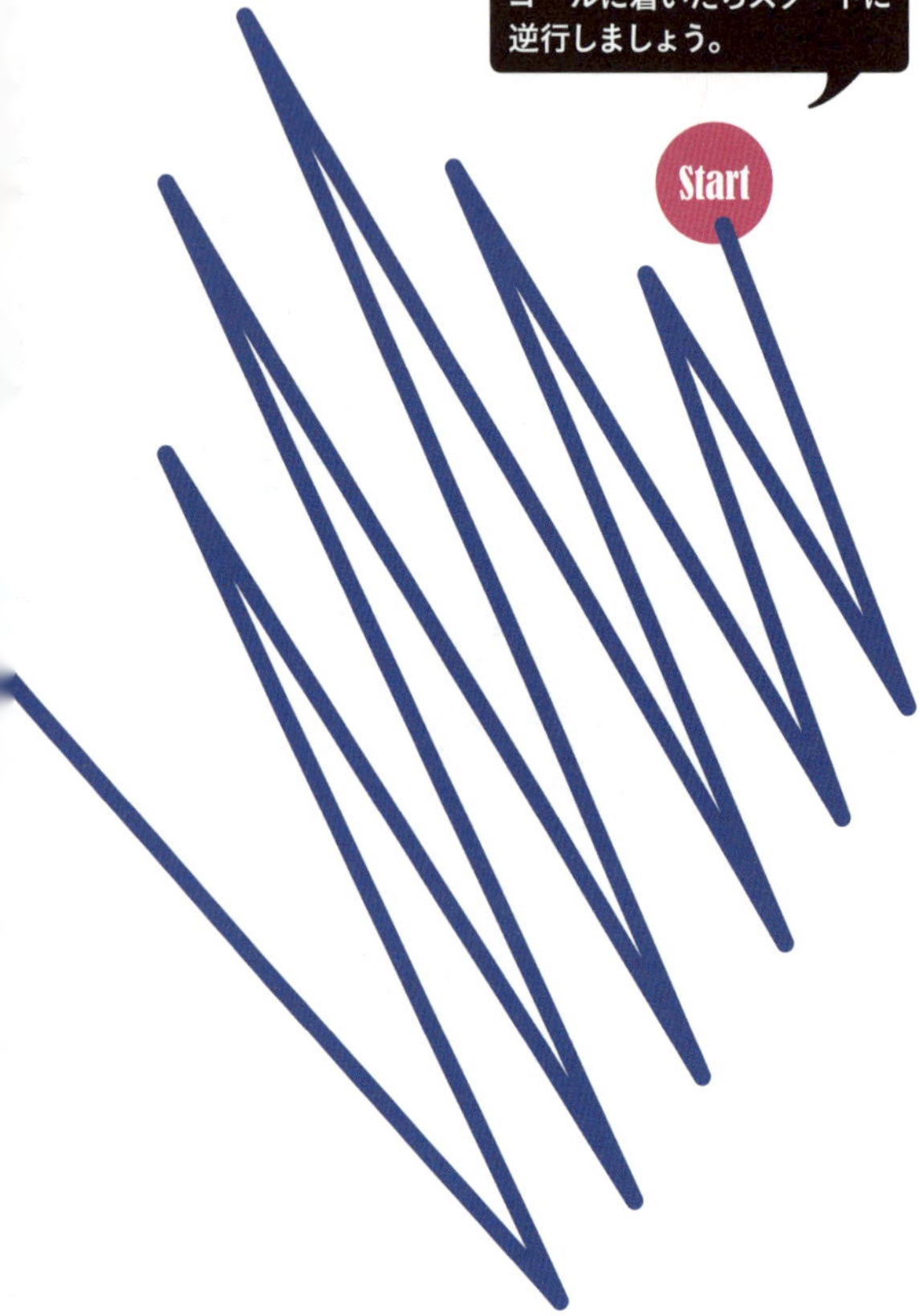

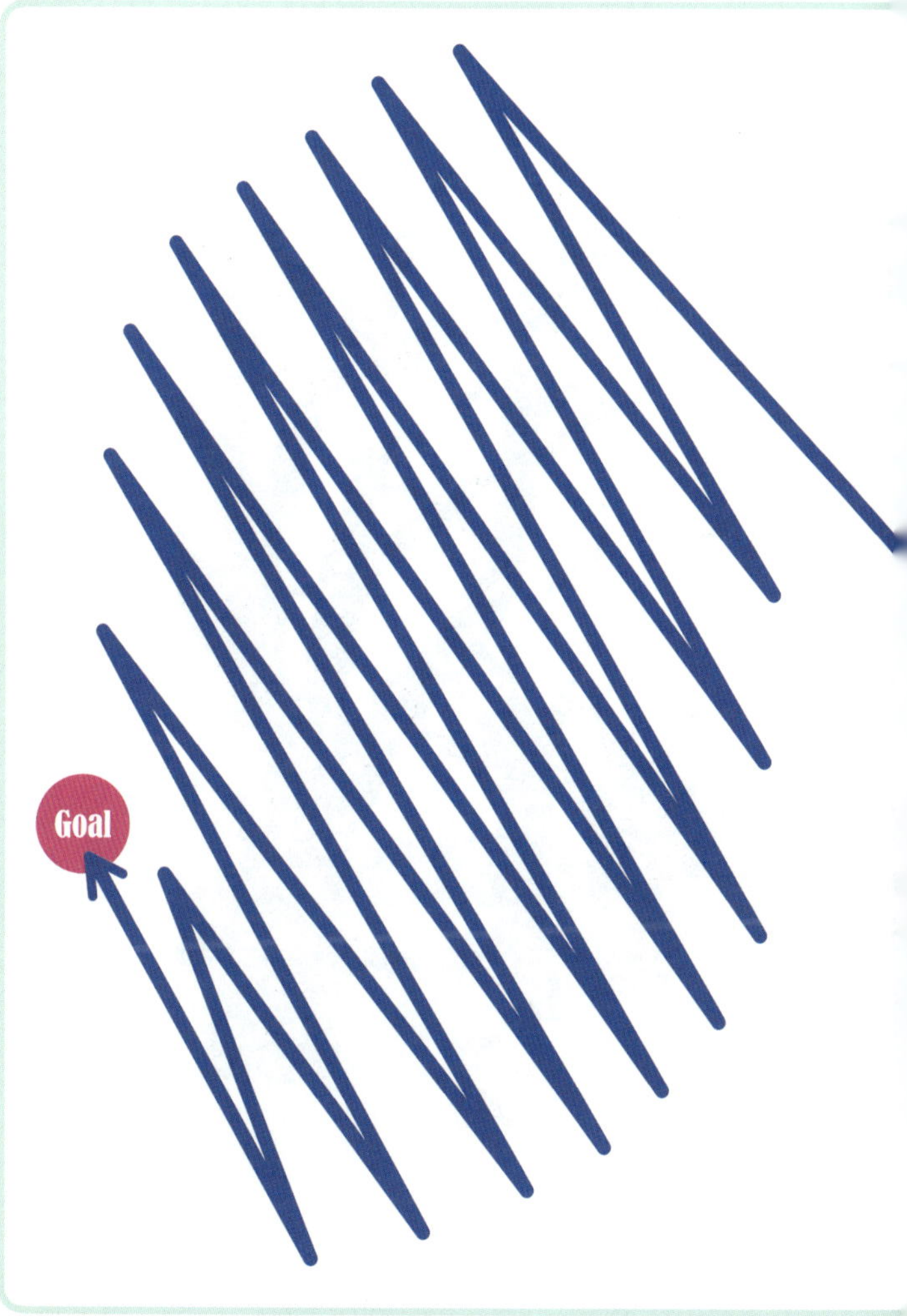
Goal

Training

どちらの自転車が大きい？

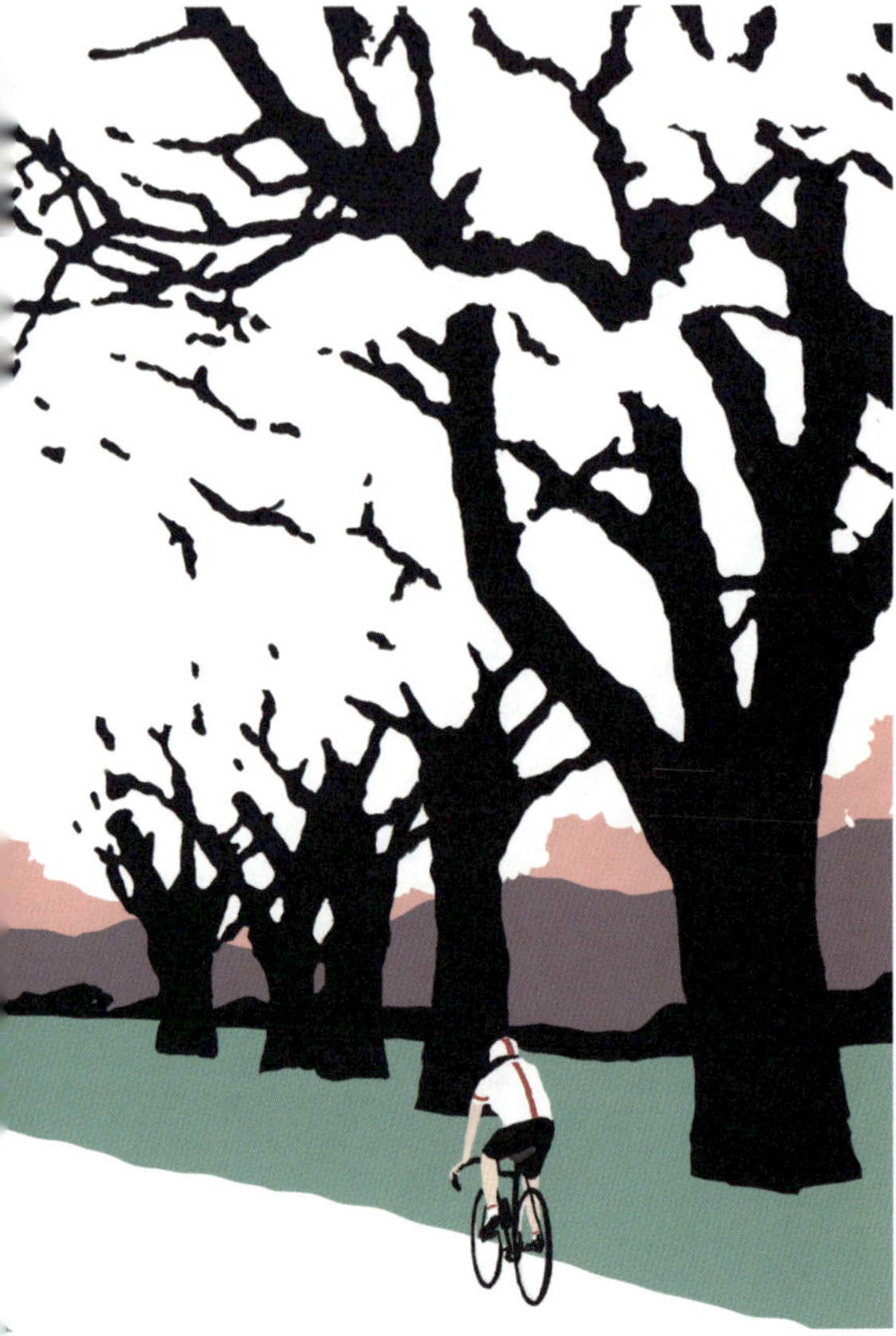

森の中を駆け抜ける自転車。どちらが大きいでしょうか。

答え→ 189ページ

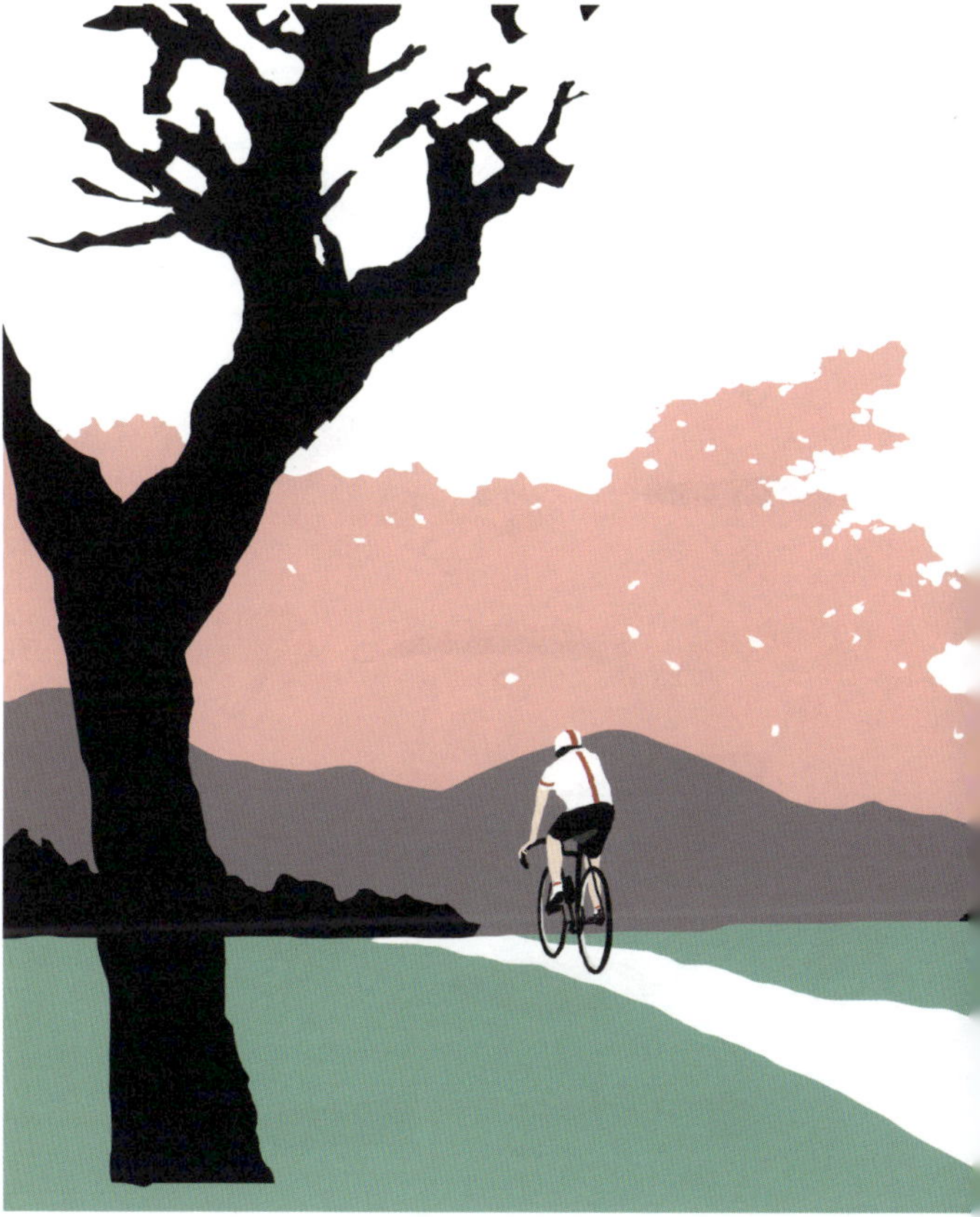

Training

同じルアーはどれ？

右上の丸の中のルアーと同じルアーが3つあります。どれでしょうか。

答え→189ページ

素早く探してください。

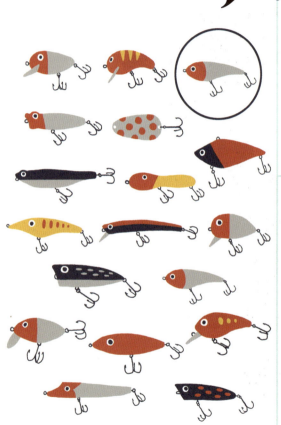

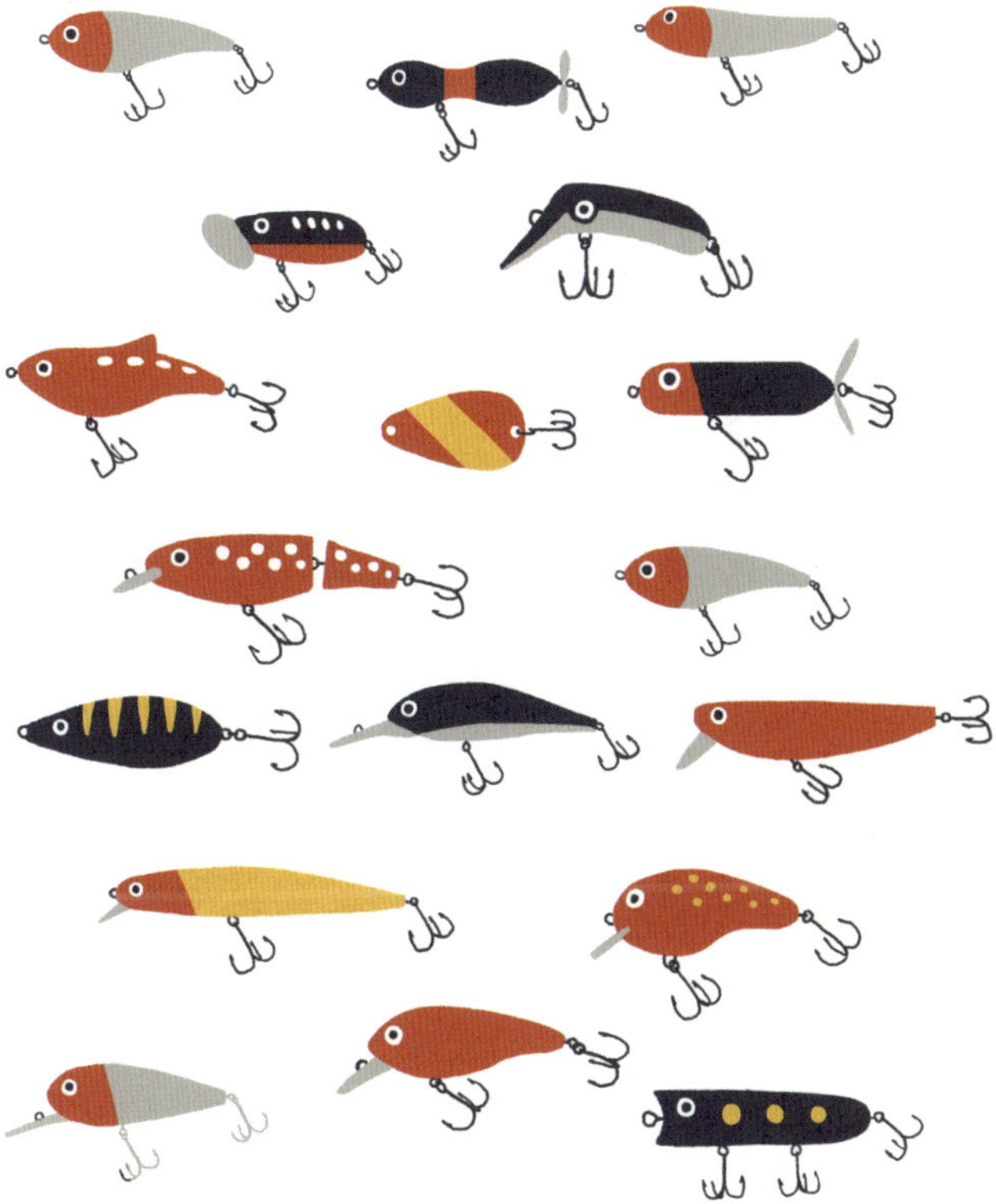

Training

ピースが合わない！

左の絵でパズルをつくりました。
1つだけピースが合いません。どれでしょうか。

答え↓190ページ

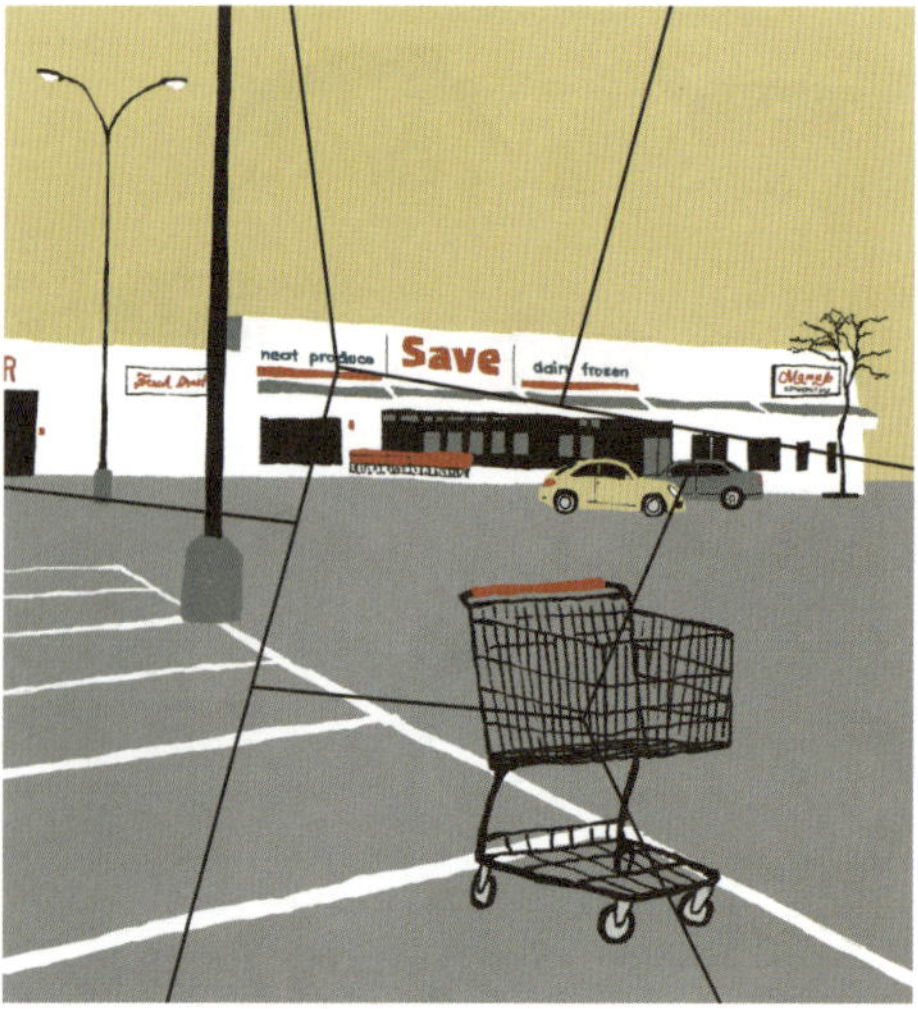

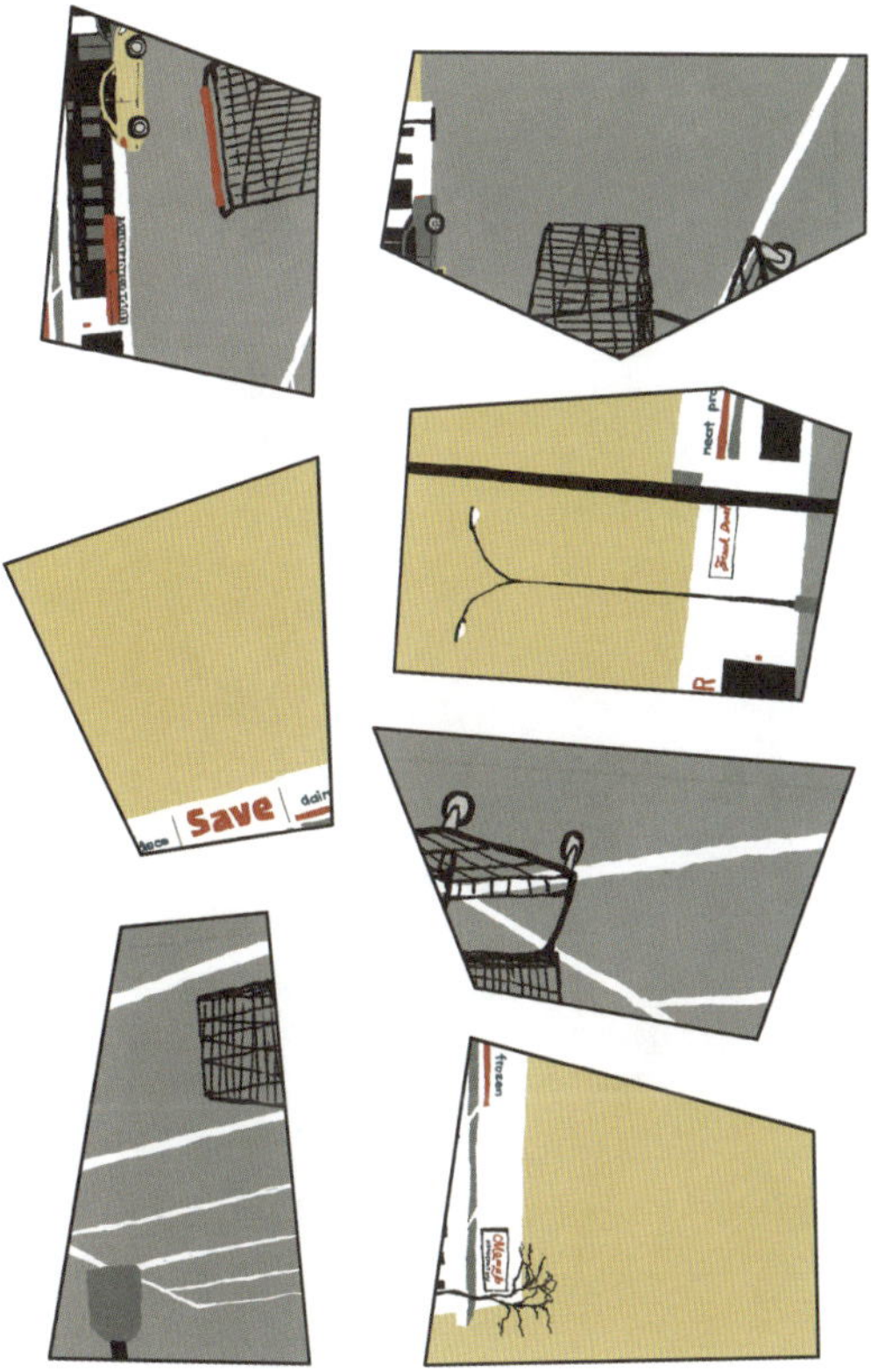
Save
frozen

Training

同じスプーンはどれ？

右上のスプーンと同じ形のものを一つ探してください。

答え→190ページ

素早く探してください。

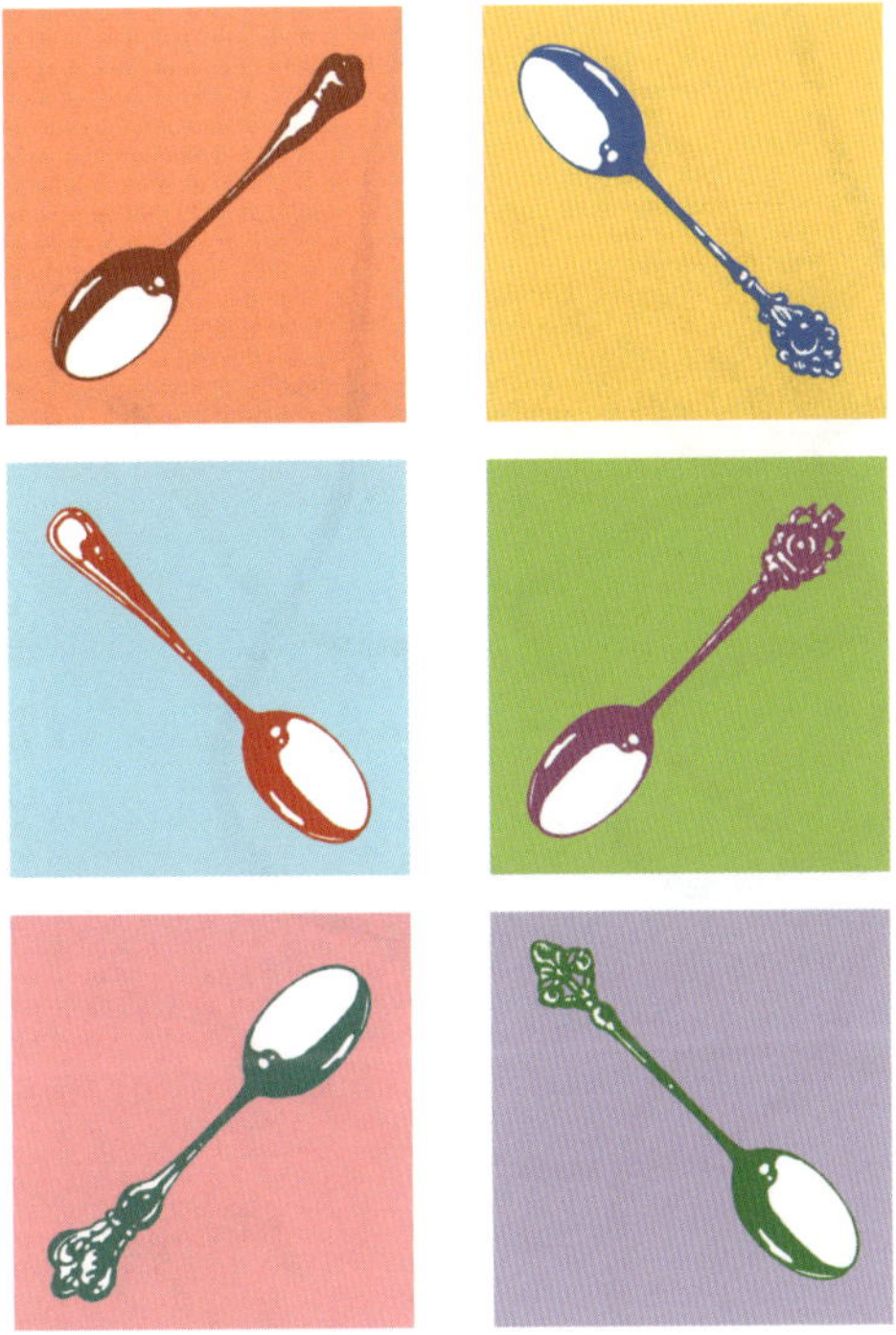

Training

オレンジと青のリボンを追いかけて

4色あるリボンのうちオレンジと青のリボンを選んで、スタートからゴールまで2本同時に目で追いかけます。

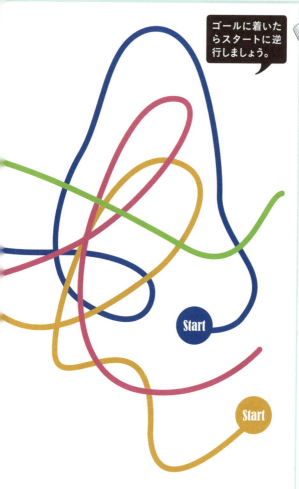

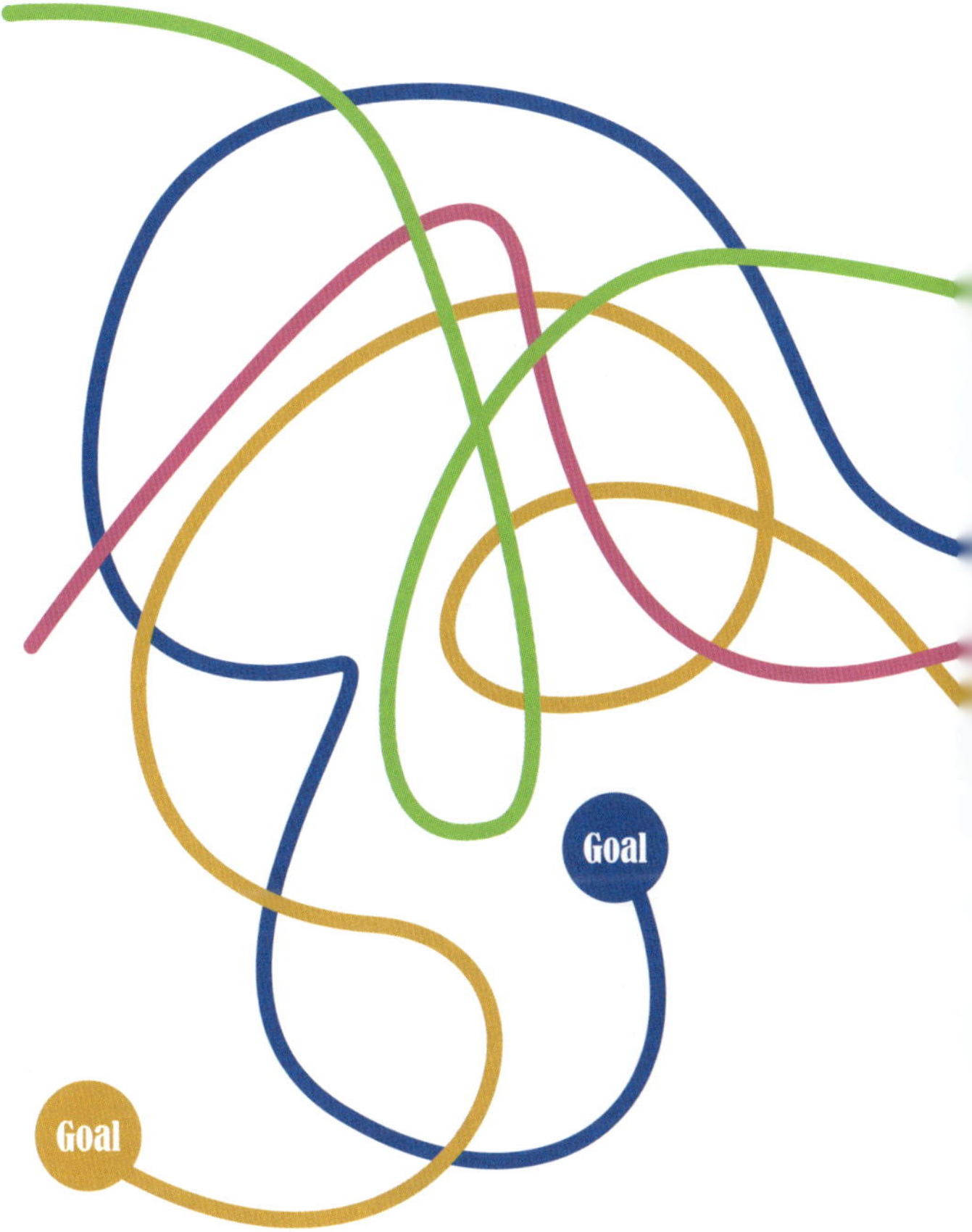
Goal
Goal

Training

数字を追ってみよう

キャンディの上に振られた1～20までの番号を順番に追ってください。

目線だけで追うようにしましょう。逆から追うのもOK。

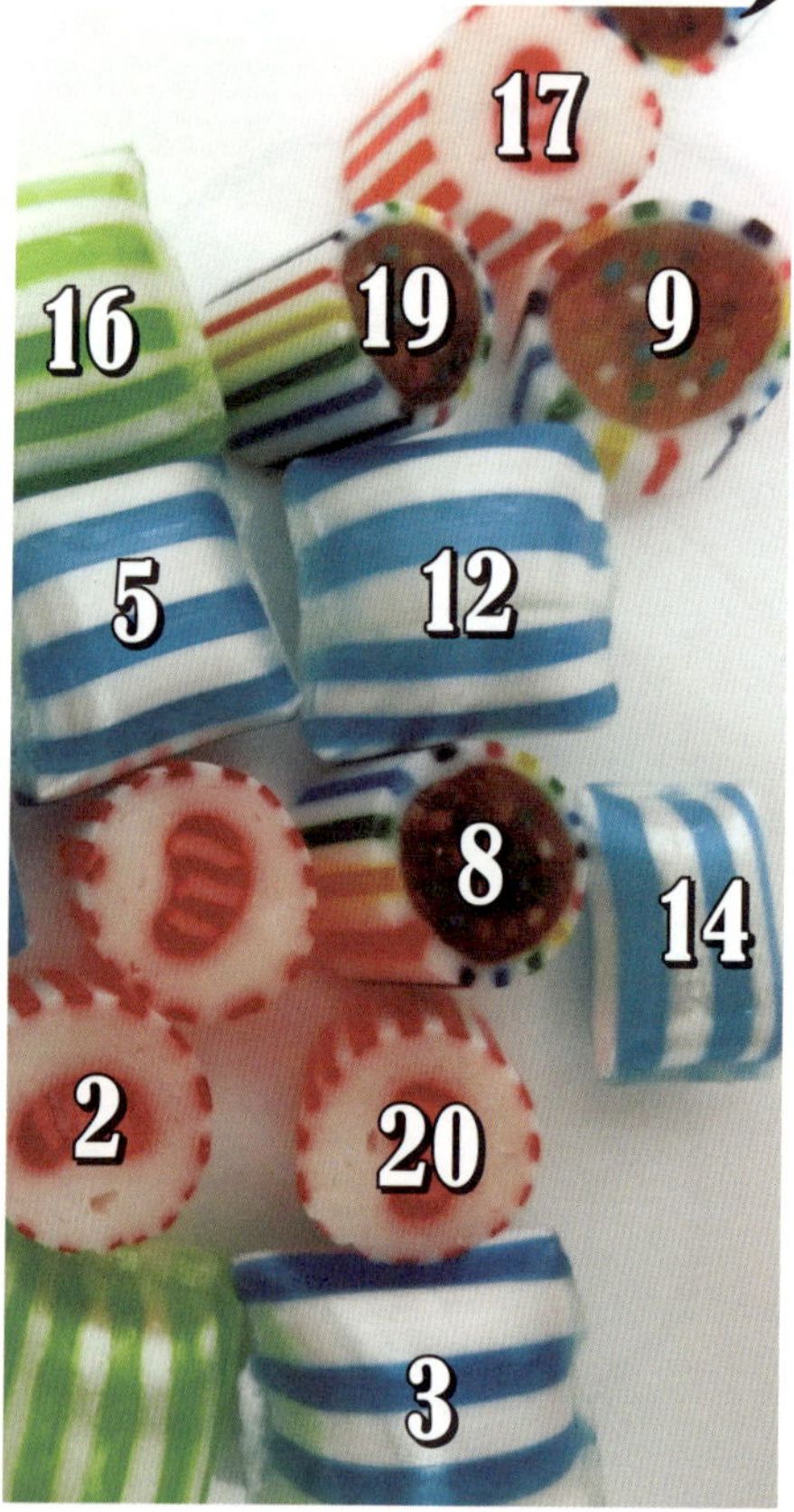

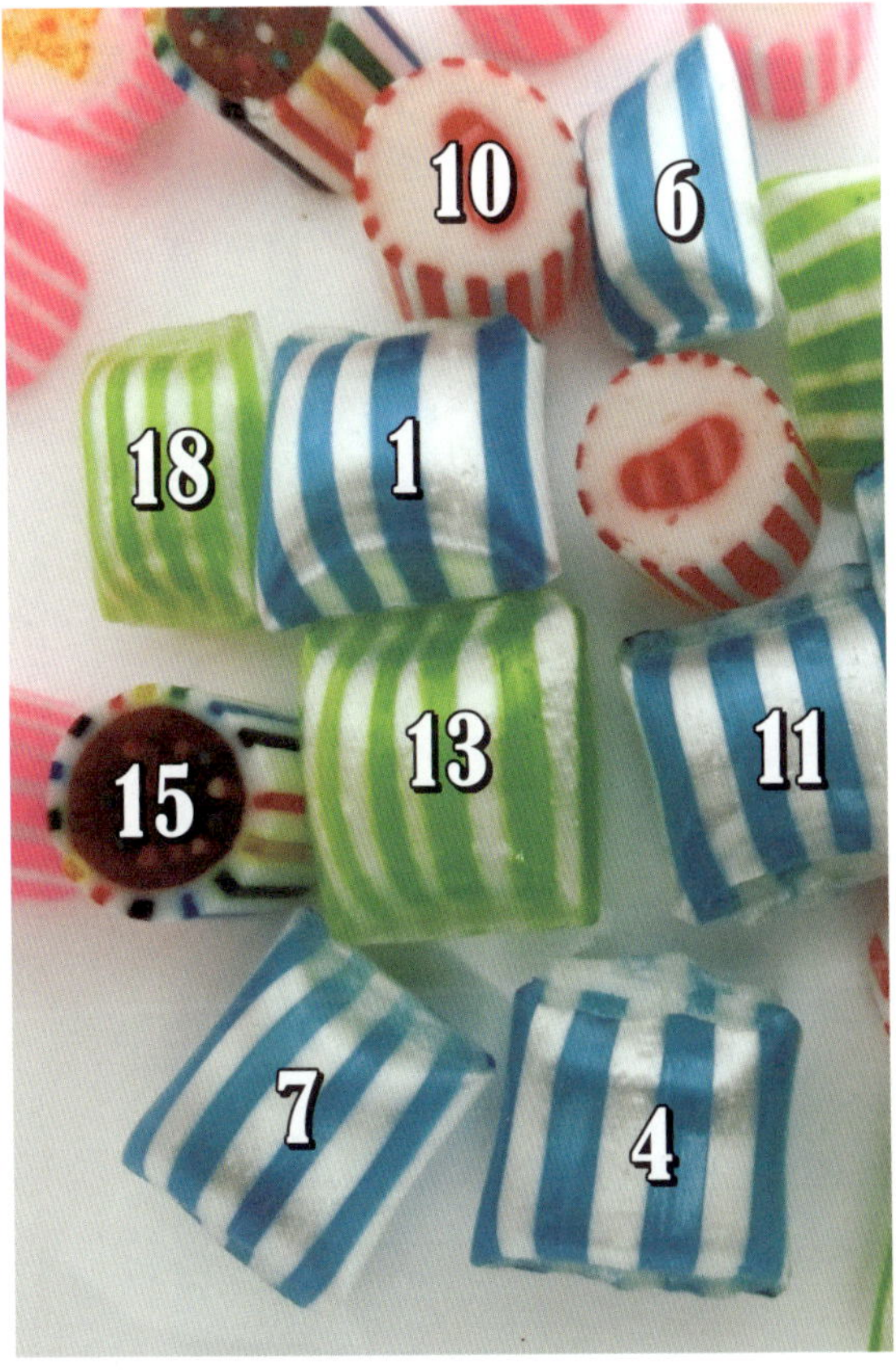
10
6
18
1
15
13
11
7
4

Training

迷路を抜け出そう

スタートからゴールまで、目と指でたどりましょう。

答え→190ページ

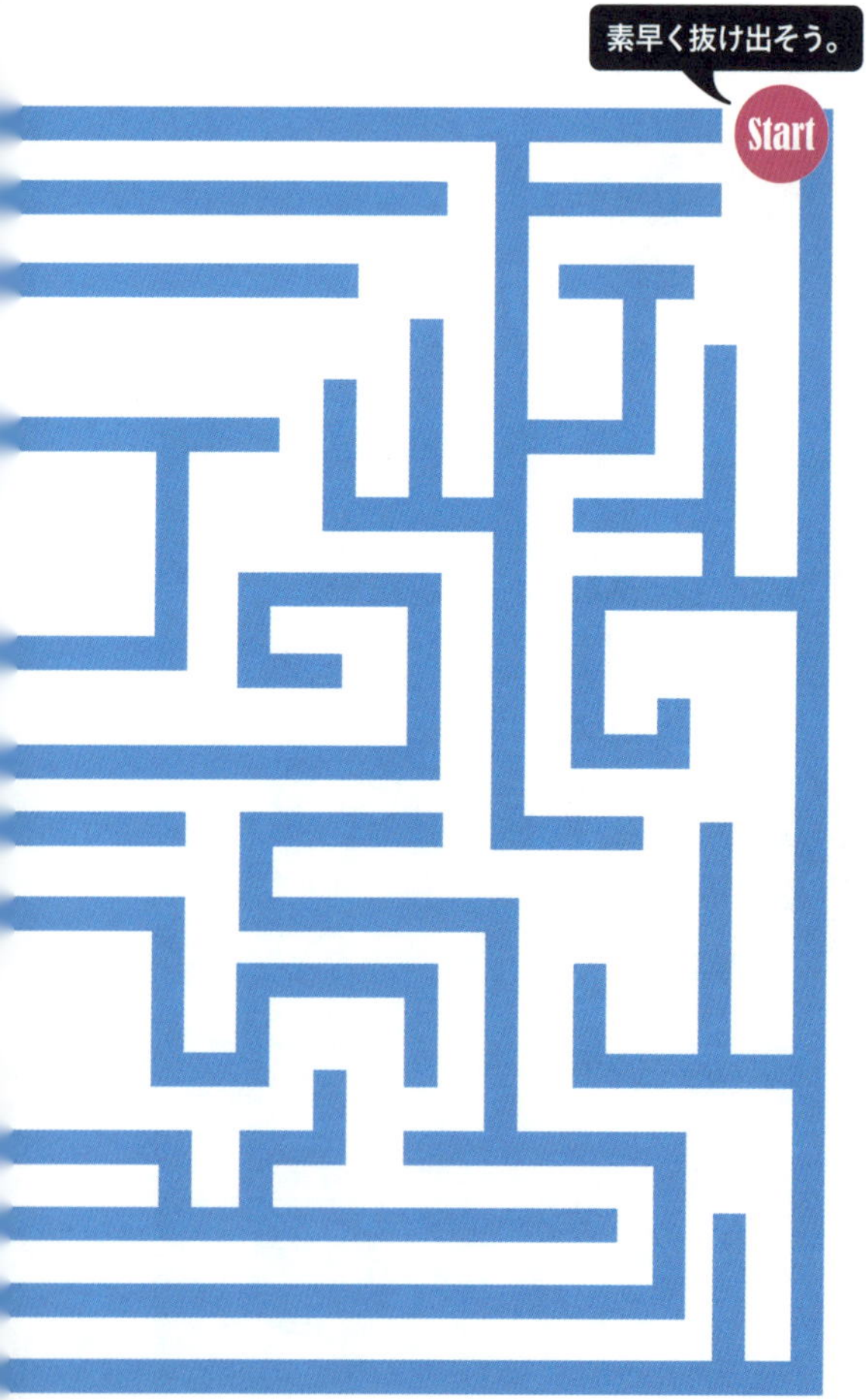

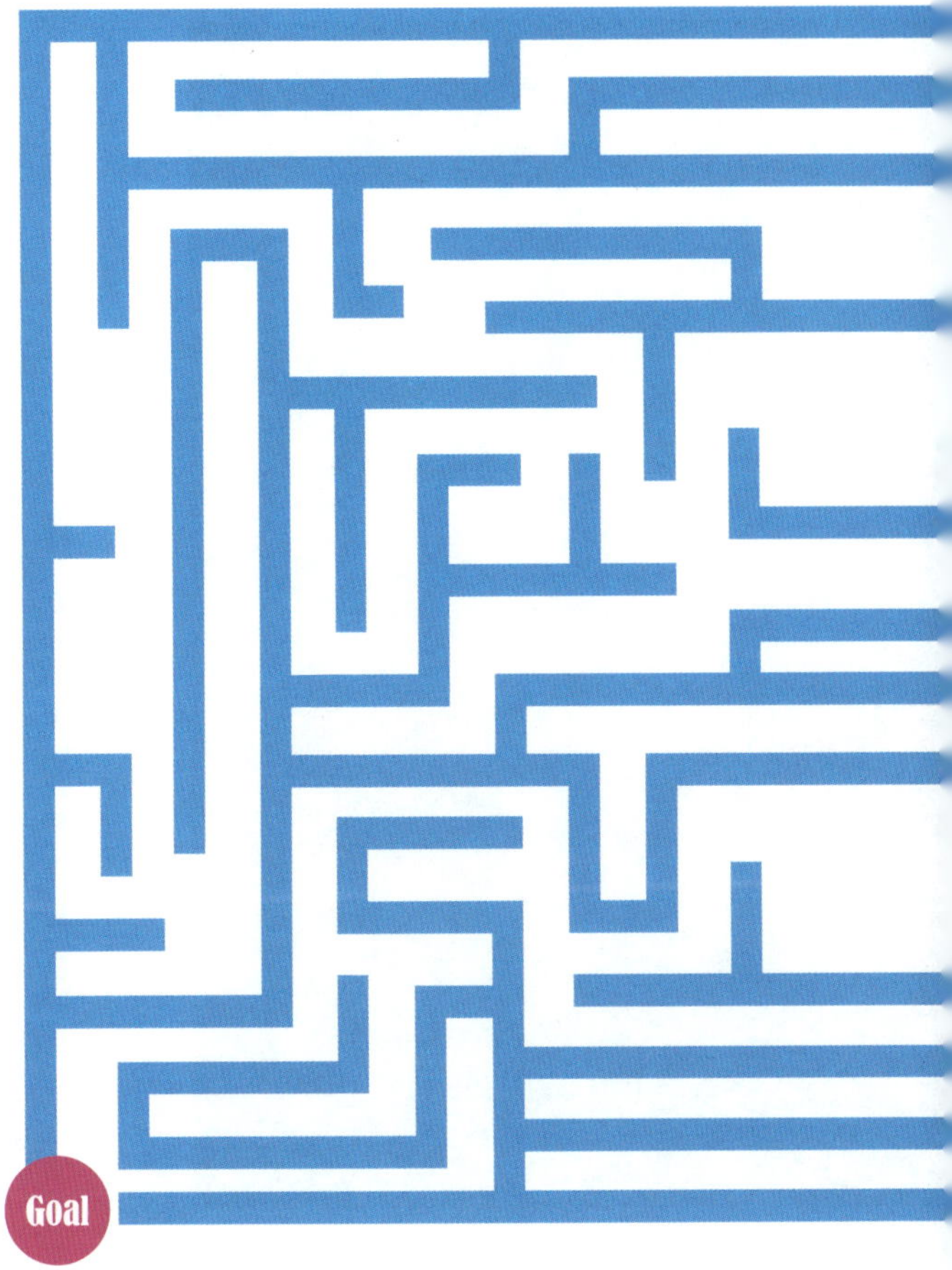
Goal

Training

それぞれの色を眺めよう

色鮮やかな花畑。それぞれの花畑の色を遠くから順番に眺めてください。

目だけを動かして。

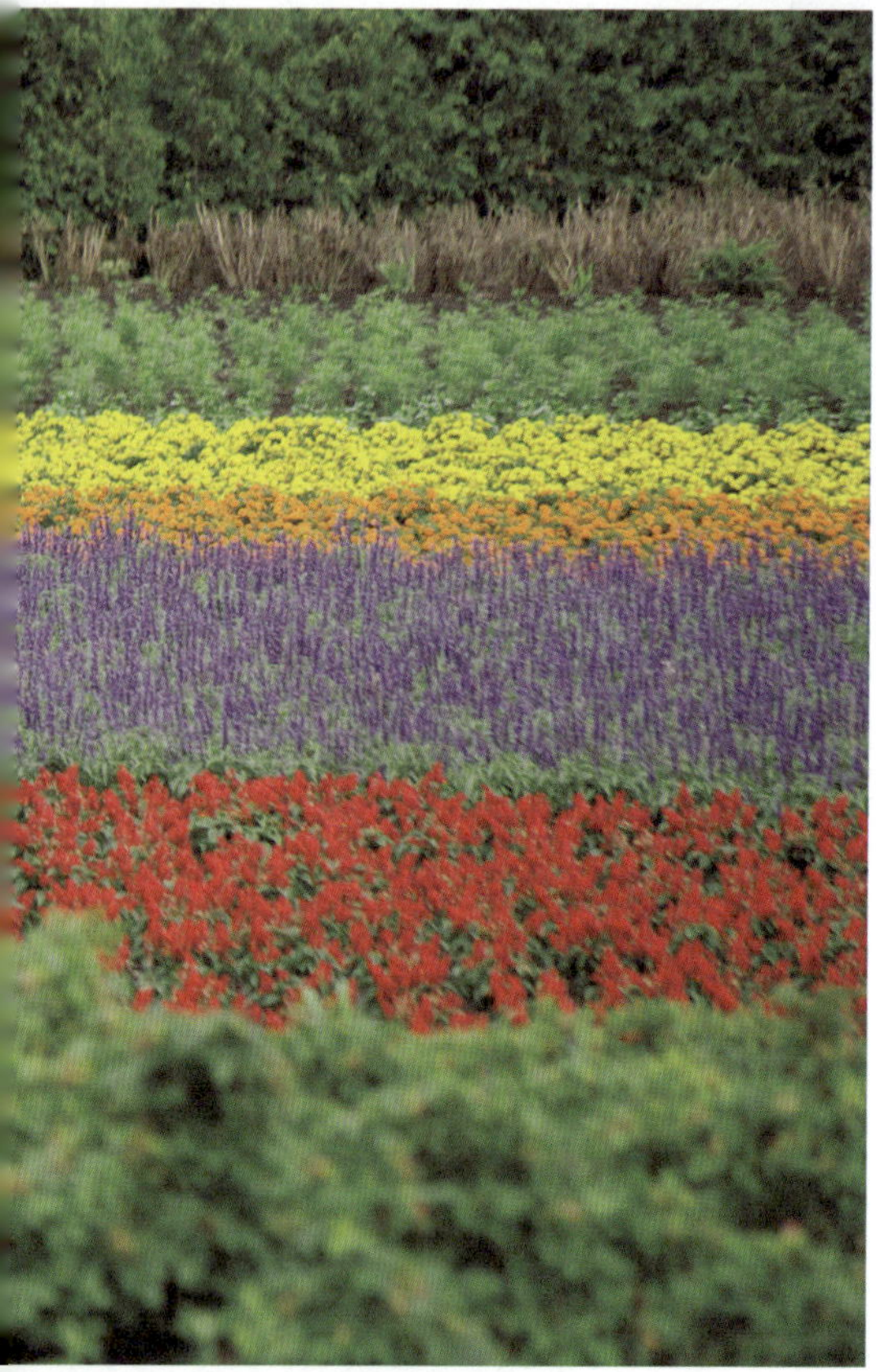

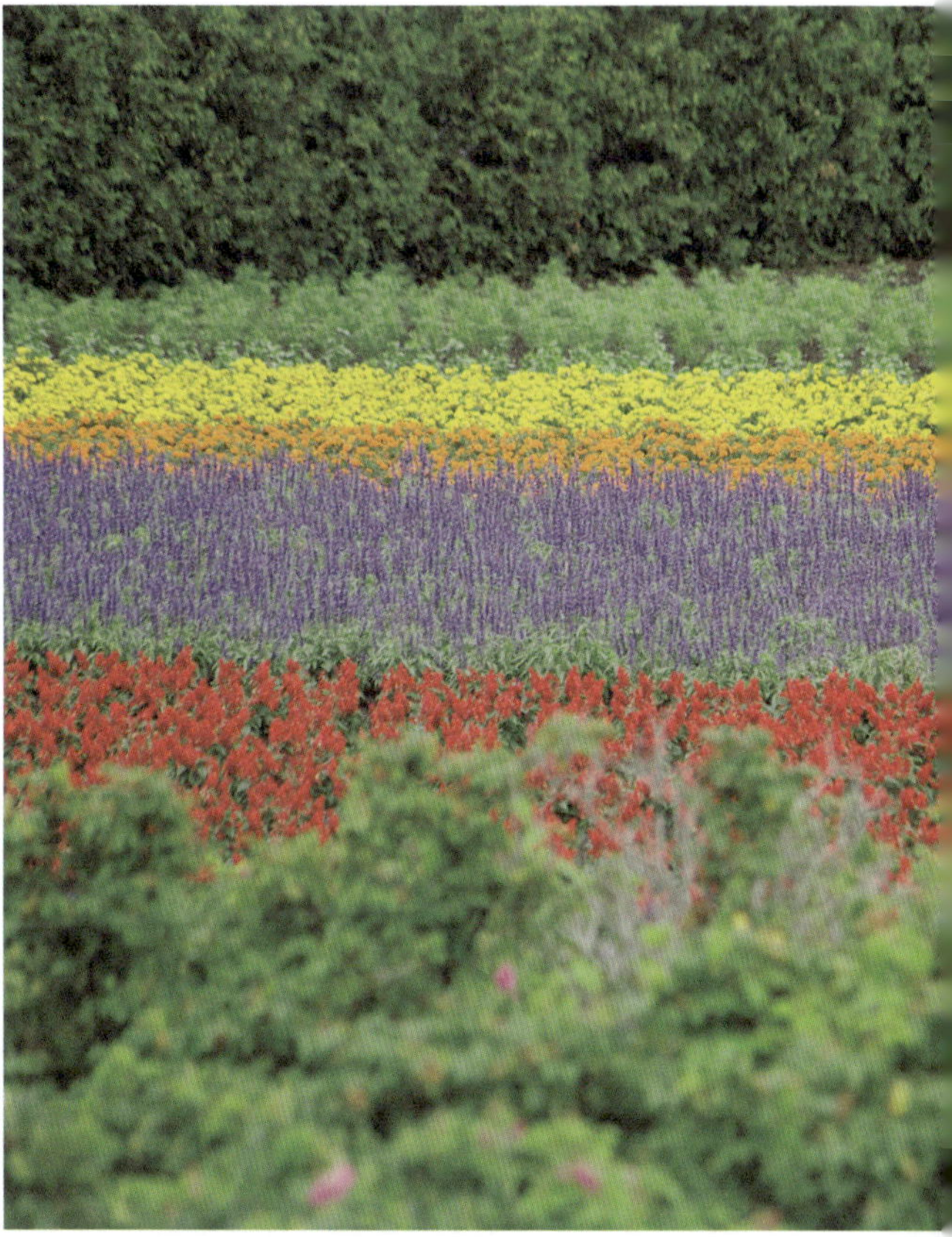

Training

遠くと近くを交互に眺めよう

遠くに見える山と近くの木々や川を交互に眺めましょう。

3秒×10回。

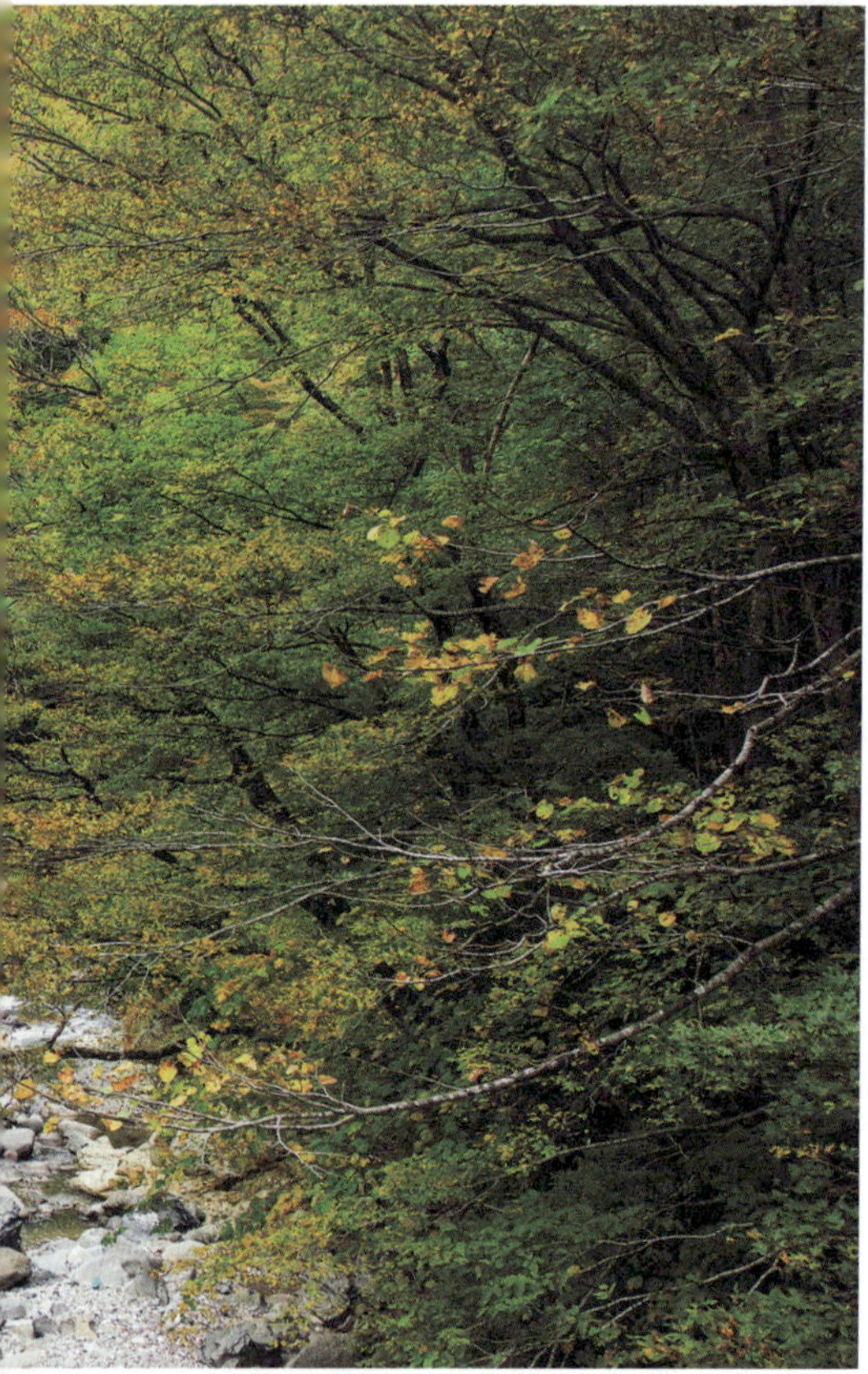

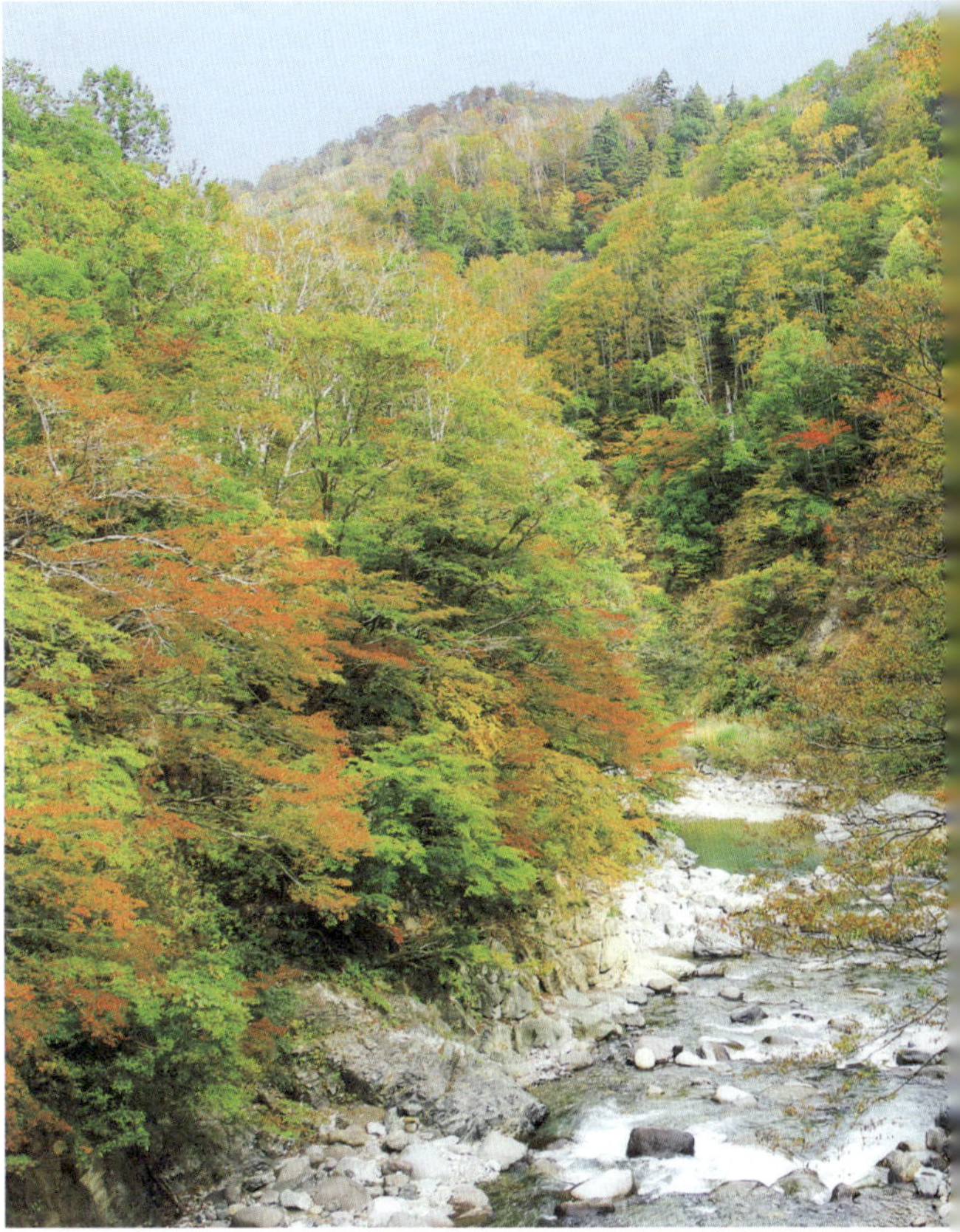

Training

効果 ピント調整力

3点寄り目トレ

黒目を内側に寄せることで、ピント調節機能がはたらき、目の内側のストレッチになります。

1日3回、1回3セット
眼鏡やコンタクトはつけたままでOK。

1

64ページの3点寄り目シートを使います。山折り線で折って、シートに厚みを出します。

2

両手で3点寄り目シートを持ち、赤い部分に鼻すじを当てて水平にします。

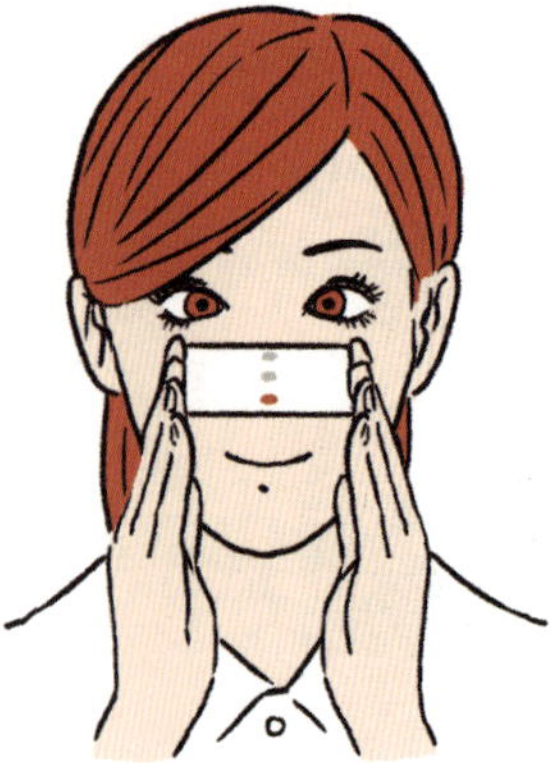

3

目に一番近い四角の中心にある黒丸を、目を寄せて見つめます[1秒]。

4

真ん中の四角の中央にある黒丸を、目を寄せて見つめます[1秒]。

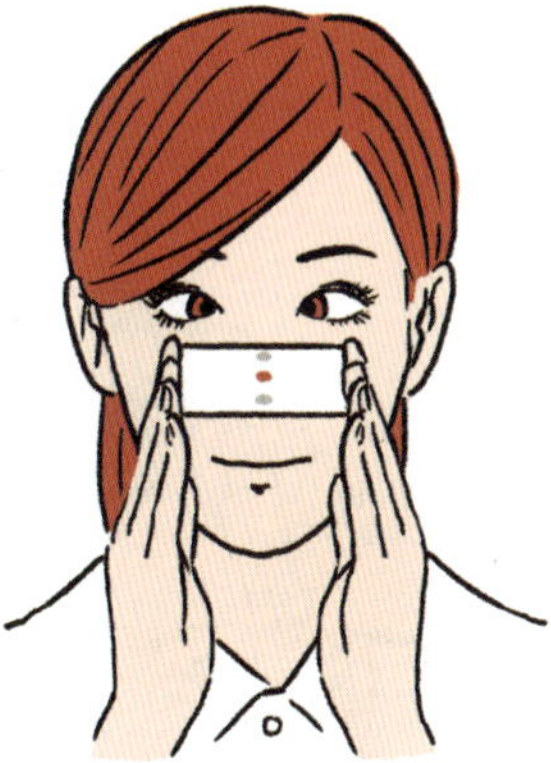

5

目から一番遠い四角の中心にある黒丸を、目を寄せて見つめます[1秒]。

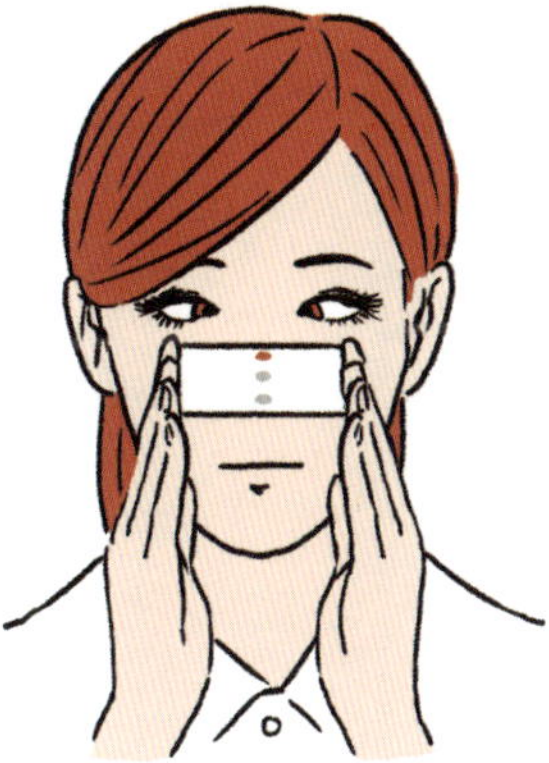

Training

グー・パートレ

効果 目の周りのストレッチ
ドライアイ

目を閉じたり開いたりを繰り返して、水晶体を調節してピントを合わせる筋肉（毛様体筋）や、目の周りの筋肉（眼輪筋）をほぐし、またまばたきを意識的にすることで、涙の分泌を促します。

1日3回。

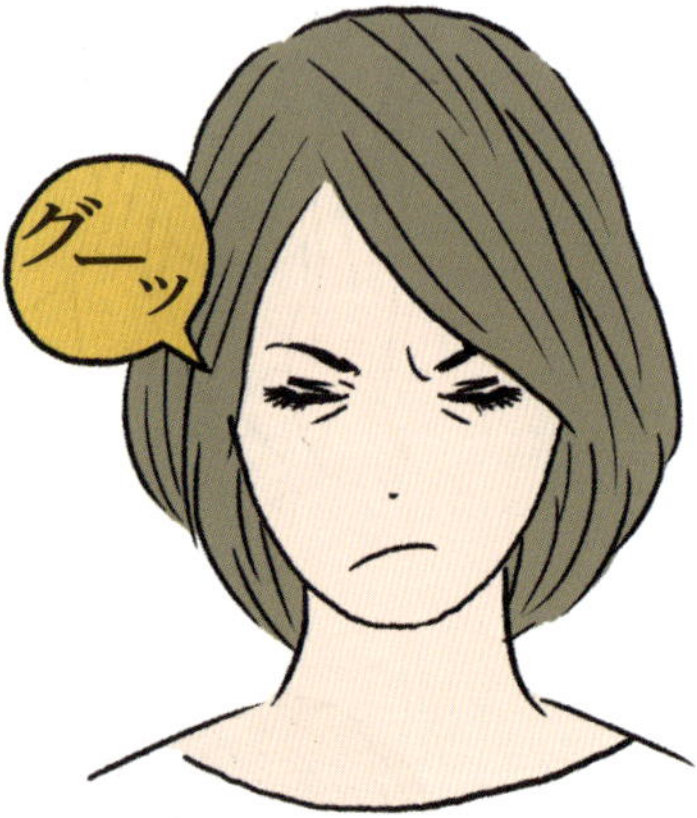

1

目をグーッとつぶります。[2秒]

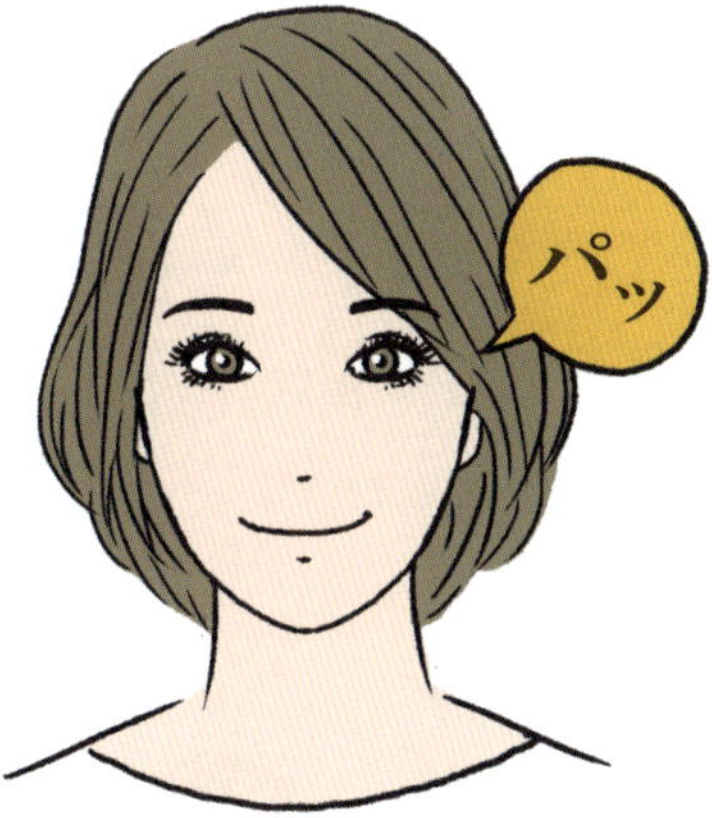

2

目をパッと開きます。[2 秒]

1、2を 10 回繰り返す。

Training

効果 ピント調整力

遠近スライドトレ

遠く・近くを交互に見ることで、水晶体を調節してピントを合わせる筋肉（毛様体筋）をストレッチします。遠くを見ると毛様体筋は伸び、近くを見ると縮みます。

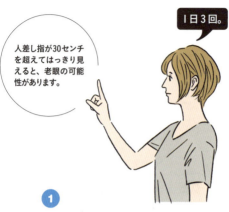

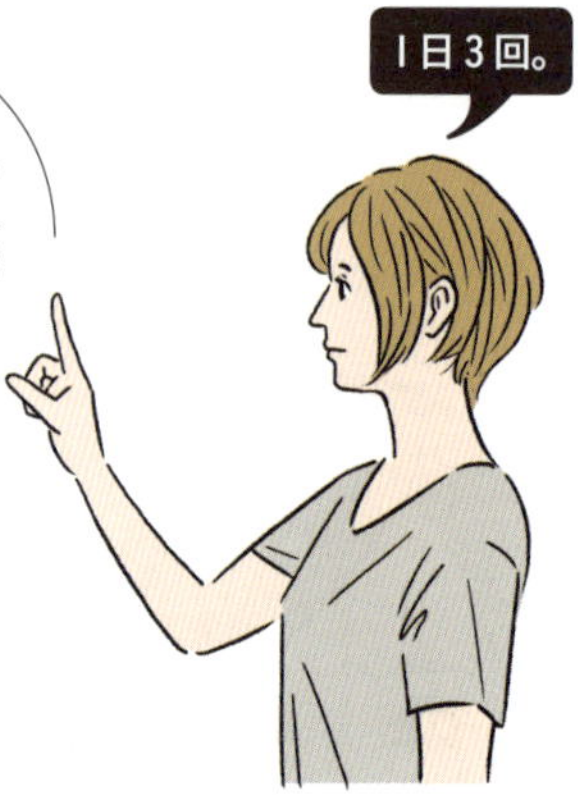

人差し指が30センチを超えてはっきり見えると、老眼の可能性があります。

1

腕を曲げて人差し指を立てます。

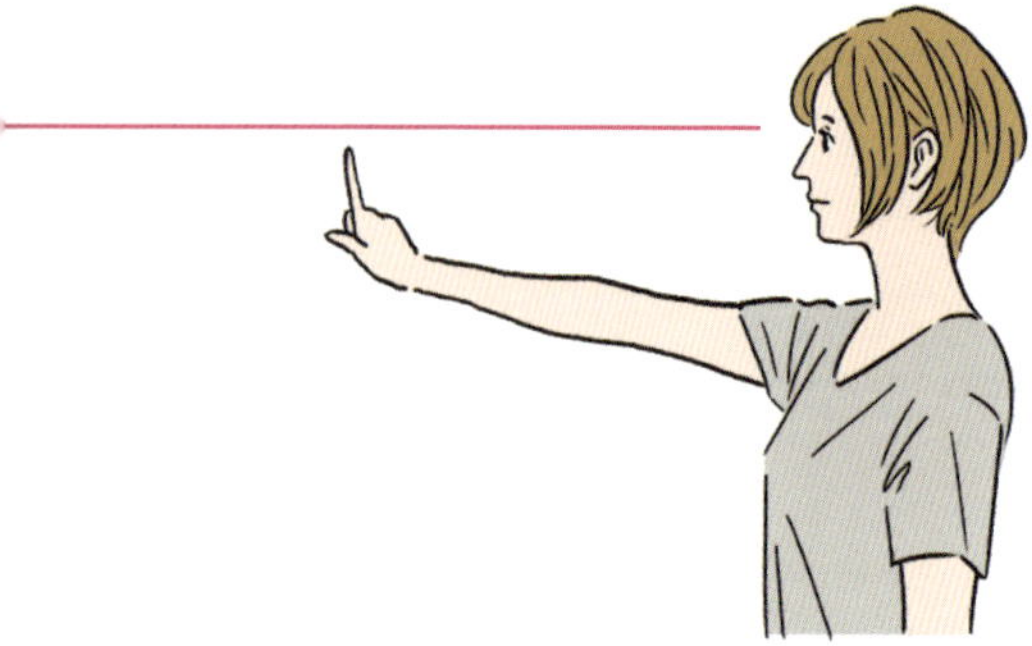

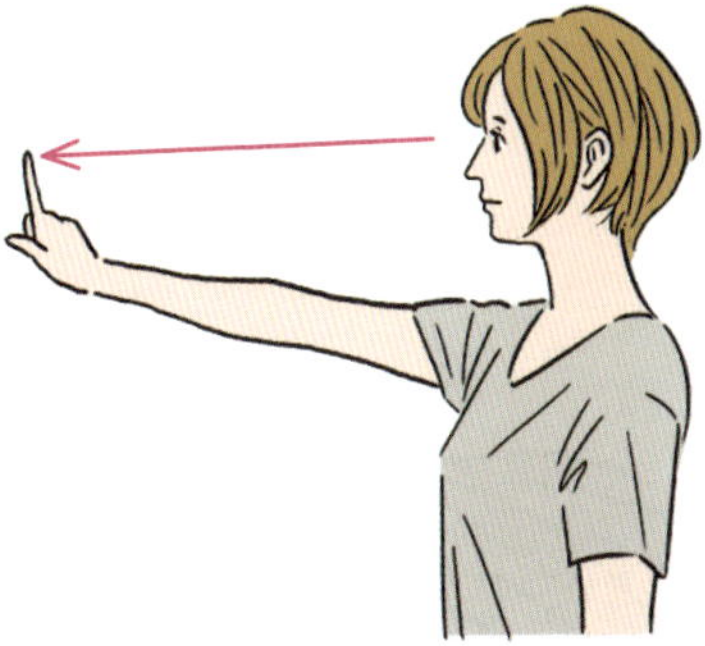

2

腕を伸ばして、人差し指の爪に焦点を合わせます。

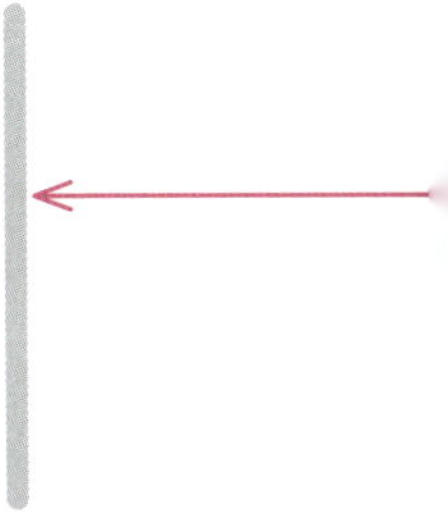

3

3～5メートル先の壁を見ます。

4

❶～❸を5回繰り返します。

Training

8点グルグルトレーニング

効果 目の周りの筋肉のストレッチで血行がよくなる

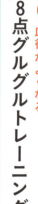

顔を正面に向けて黒目をグルグル回します。目の周りの筋肉(外眼筋)が動き、目の血行がよくなります。

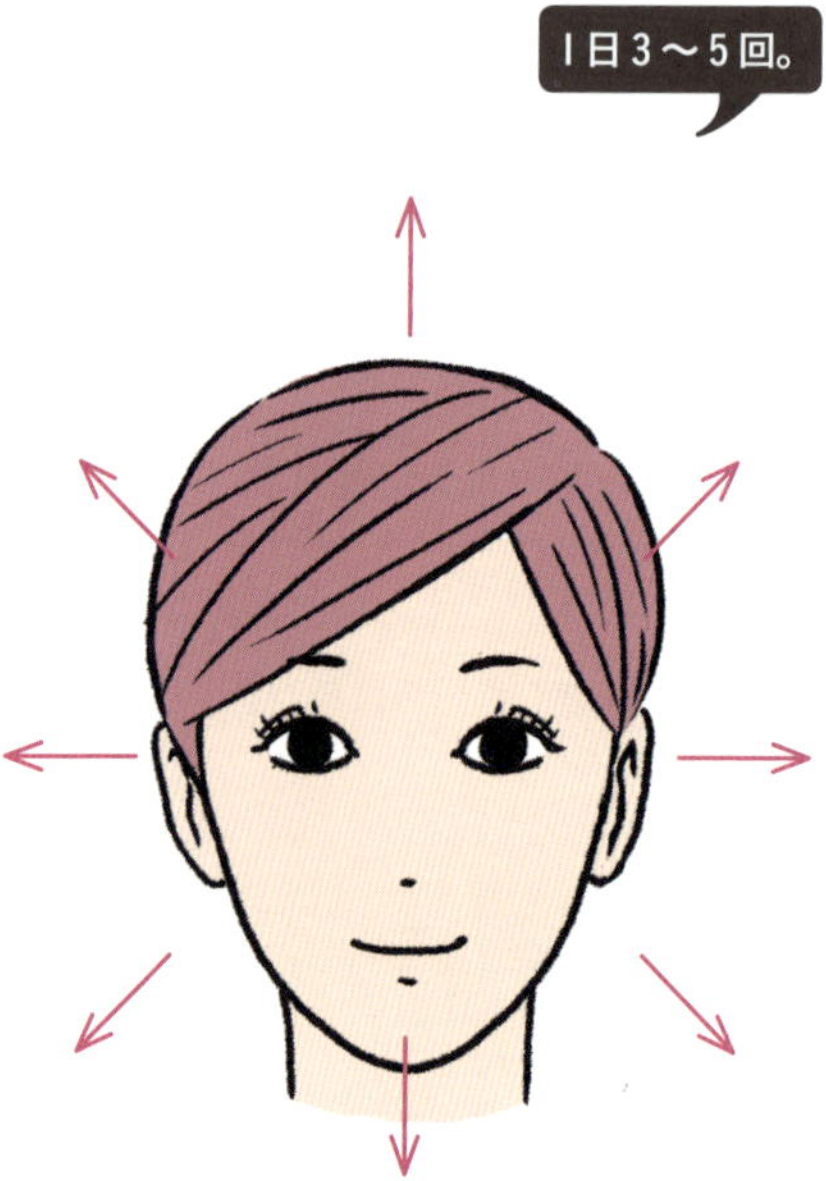

1 顔を正面に向ける。

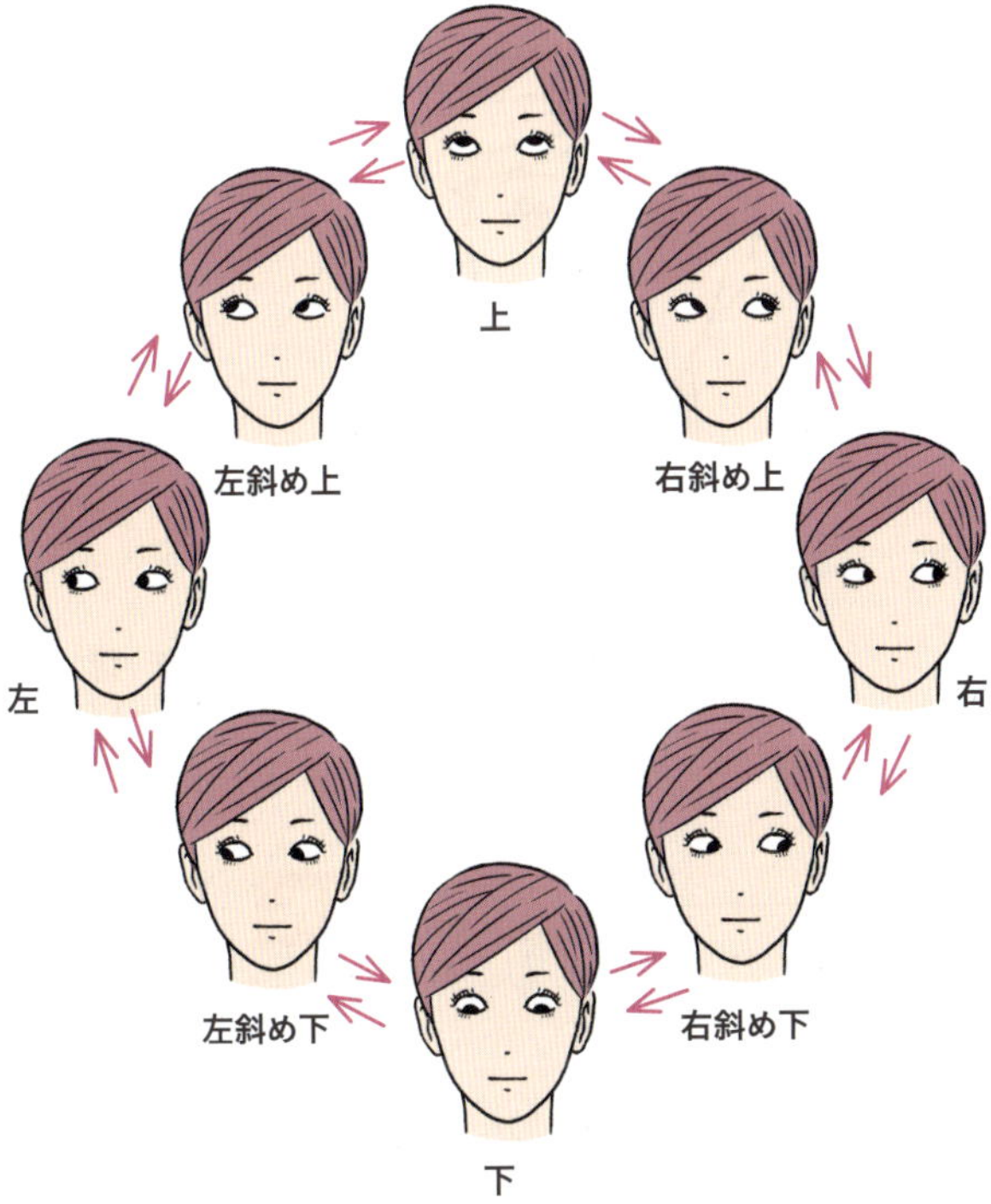

2

時計回り・逆回りを１秒ずつ凝視する。

※イラストを見ながら行いやすいように、鏡式で左右を記しています。

Training

まぶたトレ

効果 目の周りにシワをつくることなく豊かな表情をつくる

目の下のクマ、たるみを予防、瞳を大きく見せるトレーニング。まぶたのほか、口角を上げる、ほほを上げるなど顔の筋肉を鍛える体操を「モデルスマイル体操」としておすすめしています。

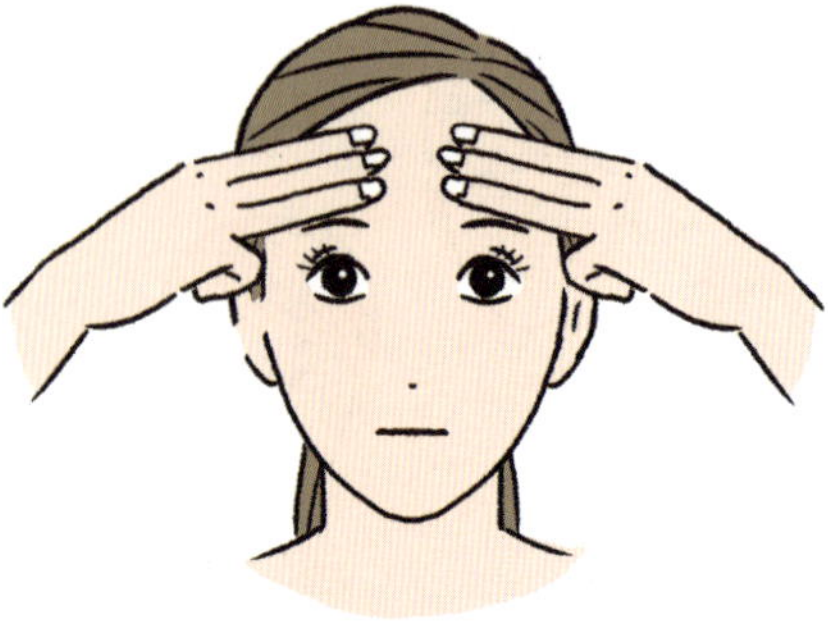

1

目を見開いて額にシワを寄せないように、おでこを指で押さえます。

顔の筋肉を鍛える

[口角挙筋《こうかくきょきん》トレ]

口角の真上の筋肉を、顔を動かして左右交互に引き上げます。

[大頬骨筋《だいきょうこつきん》トレ]

両側の口角に指を軽く当てて、斜め上に向かって左右交互に引き上げます。

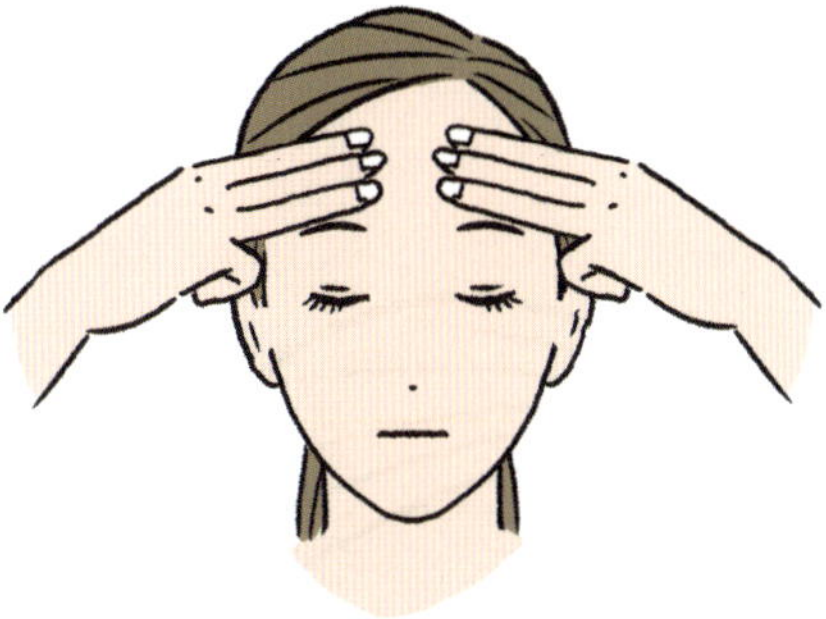

2

おでこの筋肉を動かさずに、
目を開けたり閉じたりを繰り返します。

目をあけるとき、おでこの筋肉(前頭筋《ぜんとうきん》)を使わずに、まぶたの筋肉(眼瞼挙筋《がんけんきょきん》)を使えるようにすることが目的です。

[小頬骨筋《しょうきょうこつきん》トレ]

指で小鼻の両脇を持ち上げます(上くちびるが持ち上がる程度)。

[上唇挙筋《じょうしんきょきん》トレ]

前歯をちらっと見せるようにして、上くちびるを上げます(指は使わずに行います)。

Training

目にきくツボ

東洋医学におけるツボの刺激で、目の機能を改善します。目は直接押さないように注意！

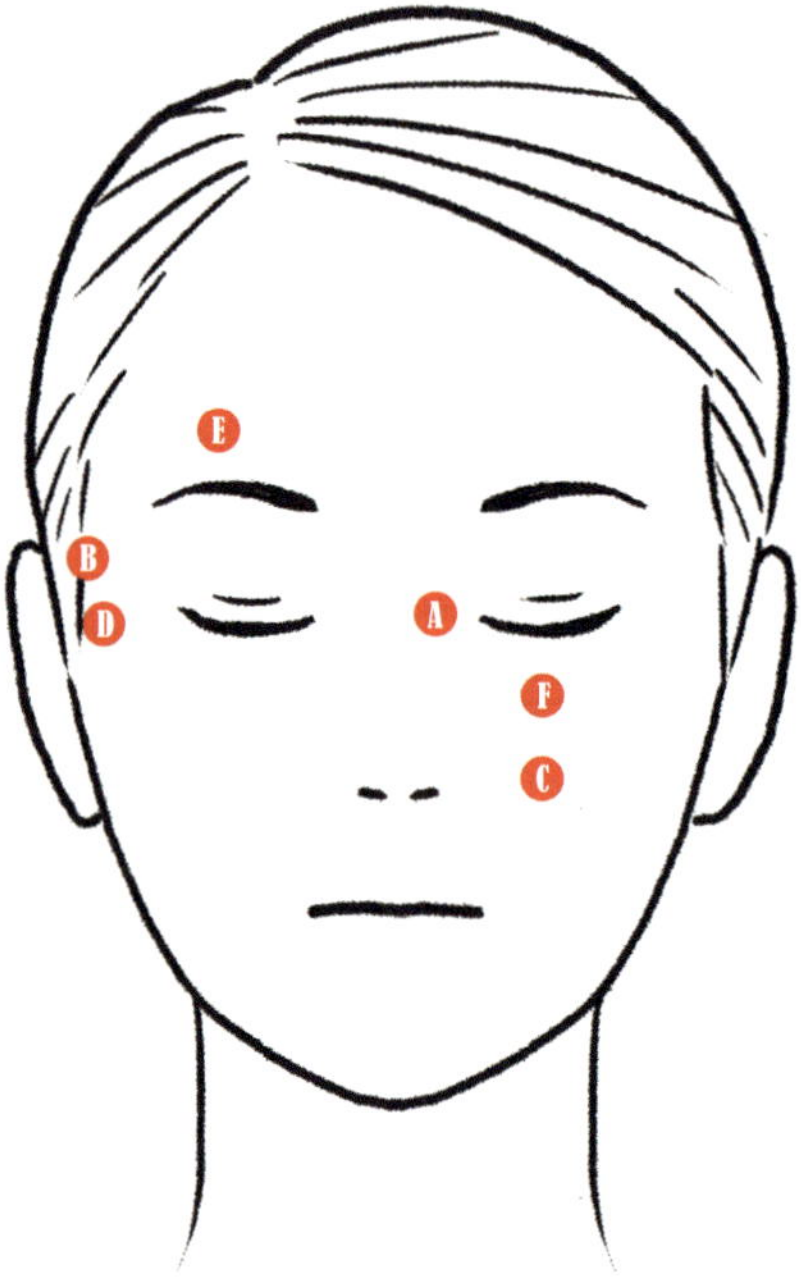

※ツボは左右対称の位置にそれぞれあります。

A 睛明《せいめい》 …目元のシワを薄くする

目頭のくぼみで、指で押したとき鼻の奥に軽い刺激を感じるところ

B 太陽《たいよう》 …疲れ目、かすみ目

眉尻と目尻の真ん中から、ややこめかみ寄りのところ

C 顴髎《けんりょう》 …目元のシワ、額のシワ予防　小顔

目尻から真っすぐ下に引いた線と、頬骨の下縁から横に向かって引いた線が交わるところ

D 瞳《どう》子《し》髎《りょう》 …頭痛

目尻の外側、親指1本分のところ

E 陽白《ようはく》 …痛みをやわらげる　クマ

瞳の真ん中の線上、眉毛から親指1本分上

F 四《し》白《はく》 …目の疲れ　クマ

瞳の真下で、小鼻の横で少しくぼんでいるところ

3点寄り目シート

切り取り線に沿って、シートを切り取り(シートをコピーしてもOK)、
山折り線で折って厚みを出します。
赤い部分に鼻すじを当てます(使い方→52ページ)。

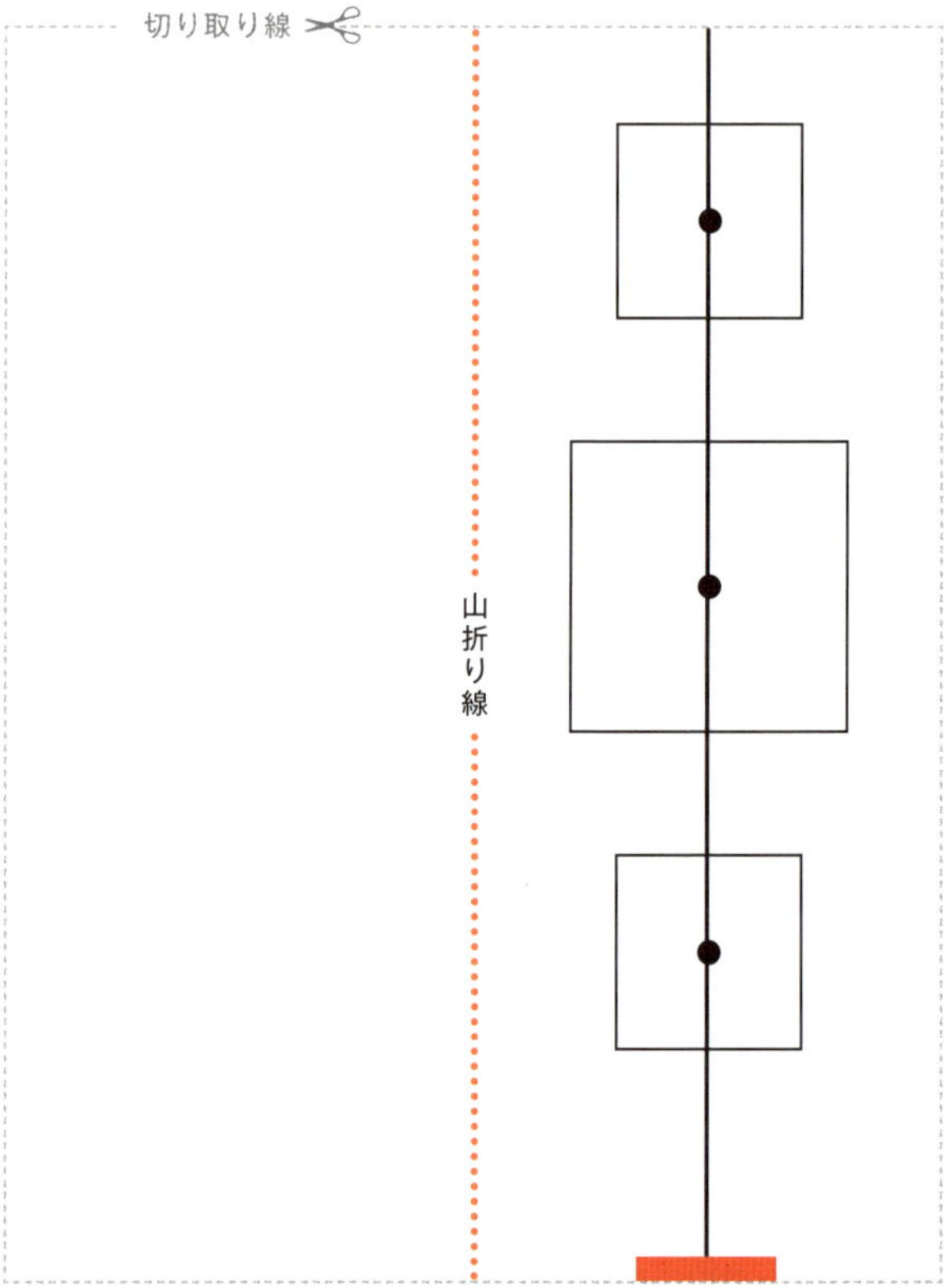

だいわ文庫

眺めるだけで目がよくなる
眼トレ

日比野佐和子
平松 類＝監修

大和書房

本作品は当文庫のための書き下ろしです

あなたは1日のうち、どのくらいの時間をスマホやパソコンと向き合って過ごしていますか？

情報通信機器の普及状況（総務省）によると、２０１５年末時点で、すでに「携帯電話等」および「パソコン」の世帯普及率は、それぞれ95・8パーセント、76・8パーセント。携帯電話等のうち、「スマートフォン」は72・0パーセントと普及が進んでいます。

たしかに、電車などに乗ると、老若男女を問わずたくさんの人たちがスマホの画面に見入っている姿を目にしますね。

スマホやパソコンが普及することで、私たちの暮らしは格段に便利になりました。気がついたときにネットで欲しいものを購入することができますし、どこにいてもすぐに知りたいことを検索することができ、ＳＮＳなどを通じて全世界の人たちと気軽につながることも可能です。

一方で、便利になったと喜んでばかりはいられない状況が生じています。

これまで酷使され続けてきた目が、悲鳴を上げ始めているのです。

オーストラリアのブライアン・ホールデン視覚研究所の推計によると、2000年時点では世界人口の22・9パーセントに当たる約14億人が近視、うち1億6000万人が強度の近視だったのに対して、2050年には世界人口の49・8パーセントに当たる47億6000万人が近視となり、9億4000万人が強度の近視になると予測されています。

その主な原因が、スマホやパソコンなどのデジタル機器による目の酷使なのです。

人は五感（視覚・聴覚・嗅覚・味覚・触覚）を通して外界から情報を得ており、そのうち80パーセント以上を視覚から得ていることがわかっています。

それだけ目は大事な器官であるにもかかわらず、多くの人が、あまり意識しないまま目を酷使し続けているのが現状です。

人体は、明るさの変化によっても、うつ病の発症や体内時計に影響が出るとされるくらい、外界の情報に敏感です。

もし、目から得られる情報が遮断されてしまったら、あるいは情報が入りにくくなってしまったらどうなるでしょうか。

体内のホルモンバランスを崩したり、メンタル面での悪影響が生じたりするおそれはけっして否定できません。

現実には、目が見えにくくなったり、見えなくなったりしてから、あわてて眼科に駆け込むような人が多いのですが、それでは手遅れです。

大切なのは、早い時期から目のトレーニング（眼《がん》トレ）や目のケアを行って予防することです。

目も体の一部ですから、目のトラブル対策は、全身の健康維持とも大きく関わっています。食事や運動、睡眠といった生活習慣から見直すことで、目だけでなく、体全身の若返りと健康につながります。

この本では、目に起こるトラブルを予防し、体の老化を防ぐために何をすべきかを具体的にお伝えしています。

まずは、私たちが一番恩恵を受けている目についてよく知ることが重要です。そのうえで、自分の目の健康状態をチェックし、目の健康に向けてできることから取り組んでいきましょう。

また、自分自身はもちろんのこと、家族の目の健康・維持のためにも推進していただければと思います。

目が健康であれば、心身ともに前向きになり、楽しく健康に毎日を暮らすことができます。本書が、あなたの健康な人生のお役に立てることを願っています。

日比野佐和子

CONTENTS

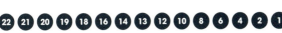

1 本書の使い方
2 眺めるだけで目がよくなる！　眼トレ

TRAINING

4 アルファベットを順に並べよう
6 パンダの違いを探そう
8 同じみかんの箱はどれ？
10 同じ犬はどれ？
12 町の違いを探そう
13 木の後ろをすり抜けた矢はどれ？
14 同じ大きさのドーナツはどれ？
16 色を順番に見よう
18 同じ貝がらはどれ？
19 どのネコが大きい？
20 隠れているのはだれ？
21 コイは何匹？
22 イチゴは何個？
目をあけている動物はどれ？

TRAINING

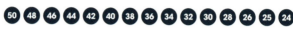

24 言葉をつくろう
25 数字を順に目で追おう
26 だ円トレース
28 隠れている数字を見つけよう
30 見つけてタッチ
32 あちこちトレース
34 どちらの自転車が大きい？
36 同じルアーはどれ？
38 ピースが合わない！
40 同じスプーンはどれ？
42 オレンジと青のリボンを追いかけて
44 数字を追ってみよう
46 迷路を抜け出そう
48 それぞれの色を眺めよう
50 遠くと近くを交互に眺めよう

CONTENTS

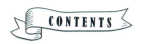

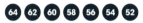

3点寄り目トレ 52
グー・パートレ 54
遠近スライドトレ 56
8点グルグルトレーニング 58
まぶたトレ 60
目にきくツボ 62
3点寄り目シート 64

PROLOGUE 67

PART 1
目がよくなると全身が若返る

目のトラブルを多発させる「スマホ老眼」 78
目には全身の健康状態が表れている 84
目の健康を左右するストレス 90
「見る」ことは、目と脳の共同作業 94
眼トレをすると目がよくなる！ 100

CONTENTS

PART 2

体の内側から目をよくする

106 レンズのピントを合わせる力が衰える──老眼
112 眼トレとプラスしたい老眼のケア
118 知っておきたい目の病気【ドライアイ】
122 知っておきたい目の病気【白内障】
126 知っておきたい目の病気【緑内障】
130 知っておきたい目の病気【加齢黄斑変性】
134 知っておきたい目の病気【糖尿病網膜症】
138 目をよくする最強のビタミン
144 パソコンやスマホとは、ほどよく距離を置く
150 目を守るためのライフスタイルが全身を守る
154 目を疲れさせない部屋づくり
158 目薬は眼科で処方してもらったものを使う

CONTENTS

PART 3

体の外側から目をよくする

166 目がショボショボするときは温める
170 ナチュラルなアイメイクが目を若返らせる
176 紫外線対策にはサングラスが必需品
182 やさしい3つの「クマ」対策
192 近見視力表

COLUMN

1 歳をとると涙もろくなる!? 104
2 目に効くお茶を飲んでリフレッシュ 164

PART 1

目がよくなると全身が若返る

Eyes and anti-aging

Eyes Care

目のトラブルを多発させる「スマホ老眼」

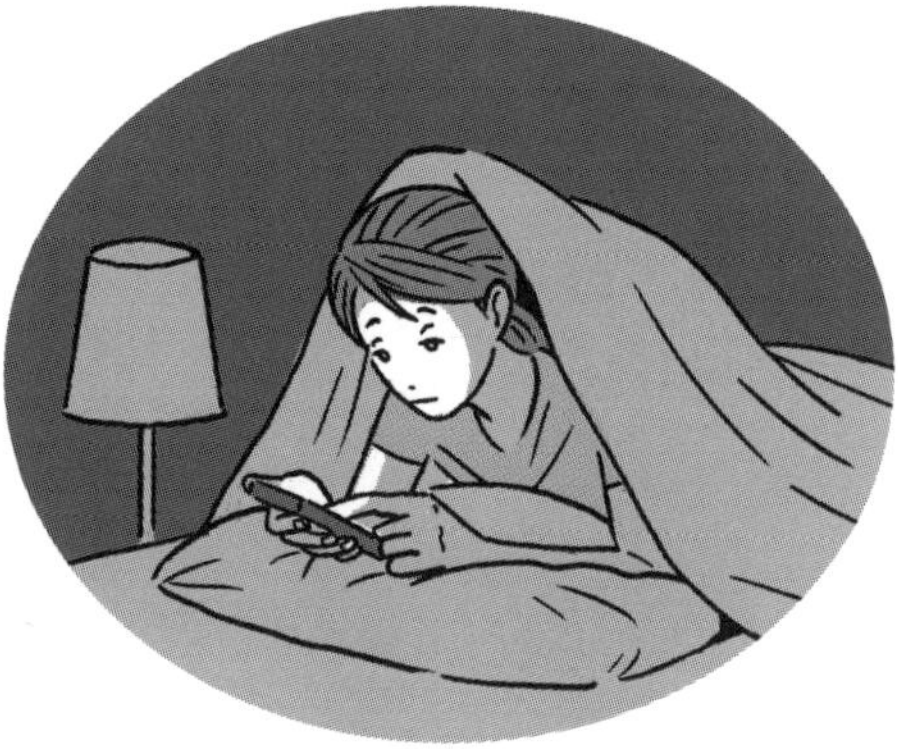

暗い部屋でのスマホは最悪。

若者に急増中の「スマホ老眼」

「老眼」は、加齢とともに近くのものが見えにくくなる症状であり、一般的には40歳前後から起こるとされています。ところが、最近は20～30代の若者世代にも、老眼と同じような症状が広がりつつあります。

「小さい字を見ようとすると、ぼやけてしまう」

「手元のものが見えにくくて、目が疲れてしまう」

「夕方になると、スマホの画面が見づらくなる」

こういった症状を訴えて眼科を受診する若者が急増しているのです。

原因は、パソコンやスマホ、タブレット、ゲーム端末などのディスプレイを見続けることで起こる、**目を含む全身の疲労症状**。「ＶＤＴ（Visual Display Terminal）症候群」という病気であり、マスコミなどでは「スマホ老眼」と呼ばれています。

私たちがものを見るとき、目の中のレンズである水晶体の厚みを調整することでピントを合わせています。具体的には、近くのものを見るときにはレンズを厚くして、遠くのものを見るときはレンズを薄くしているのです。カメラのレンズで被写体にピントを合わせるようなものですね。

通常の老眼は、加齢によってこのピントを調節する力が低下してくる症状です。これに対して**スマホ老眼は、ディスプレイを長時間見続けて目を酷使することで、水晶体の厚みを変えてピントを調節する毛様体筋《もうようたいきん》の筋力が落ち、一時的にピント調節力が低下する症状です**。

若者世代は、もはやスマホなしの生活を考えられないほど、1日中スマホを見続ける生活が常態化しています。スマホ老眼は、起こるべくして起きている現代病なのです。

目、こっていませんか?

スマホ老眼は、肩こりや腰痛をイメージするとわかりやすくなります。たとえば1日中デスクワークをしている人は、いつの間にか首を前傾させ、肩を丸めた姿勢のままパソコンに向き合って作業していることがあります。

毎日同じ姿勢をとり続けていると、筋肉が緊張して肩こりを起こします。悪化すると慢性的にこわばり、ちょっとやそっとでは解消しなくなります。目のピント調節力の低下も、毛様体筋の「こり」が引き起こしているというわけです。

とくに、15〜20センチの至近距離で1日中スマホ画面を見ている人に、この症状が起きやすく、放っておくと本来の老眼になるのが早まるほか、ドライアイや眼精疲労といった目のトラブルに見舞われやすくなる可能性もあります。

スマホ老眼は、若者に限った問題ではありません。今は、子どもからシニア世代まで幅広く、日常的にスマホやタブレットに接している時代です。

一度手に入れてしまった便利なＩＴ機器を手放すことは現実的に不可能ですが、私たちが想像する以上に、毎日目を酷使している事実に気づく必要があります。

スマホ老眼は目のストレッチで解消！

スマホ老眼の症状は老眼と似てはいますが、あくまで目の使いすぎで一時的にピント調節力が低下しているだけ。

水晶体そのものが硬くなってしまったわけではなく、毛様体筋の「こり」が解消すれば、水晶体の厚みは再び自在に変えられるようになります。これは、ひどい肩こりだけど、体を十分に休めて運動やマッサージ、ストレッチなどを行えば、徐々に解消できるのと同じような状態です。

スマホ老眼は、努力しだいで改善していくことが十分可能です。では、どうすればよいのでしょうか。

まずは、なんといっても、パソコンやスマホ、タブレットのディスプレイを見ている時間をなるべく減らすことです。

「電車やバスで移動する時間は、スマホを取り出すのをやめて、窓の外の景色を見るようにする」

「食事中は食べることに集中して、スマホを見るのをやめる」

「寝室に入ったらスマホを見るのをやめる」

これらを実践するだけでも、スマホに接する時間が減るという人は多いのではないでしょうか。

あるいはもっと積極的に、ネットにつながらない状態に身を置く「デジタルデトックス」を実践するのもよし、です。軽い取り組みから、スマホ依存を断ち切るための無人島ツアーに参加するなど、さまざまなメニューがあります。

「日曜日はスマホやパソコンを使わないようにする」

「山歩きなどをして、ネット環境から身を遠ざける」

まずは、こういった方法で目を休めてあげるのもよいですね。

また、毛様体筋をストレッチして「こり」をほぐすのも効果的です。トレーニングで体を鍛えるのと同じように、本書でたくさん紹介している「眼トレ」で毛様体筋を強化することができます。ぜひ、毎日の生活に取り入れてピント調節力を回復させてください。

Eyes Care

目には全身の健康状態が表れている

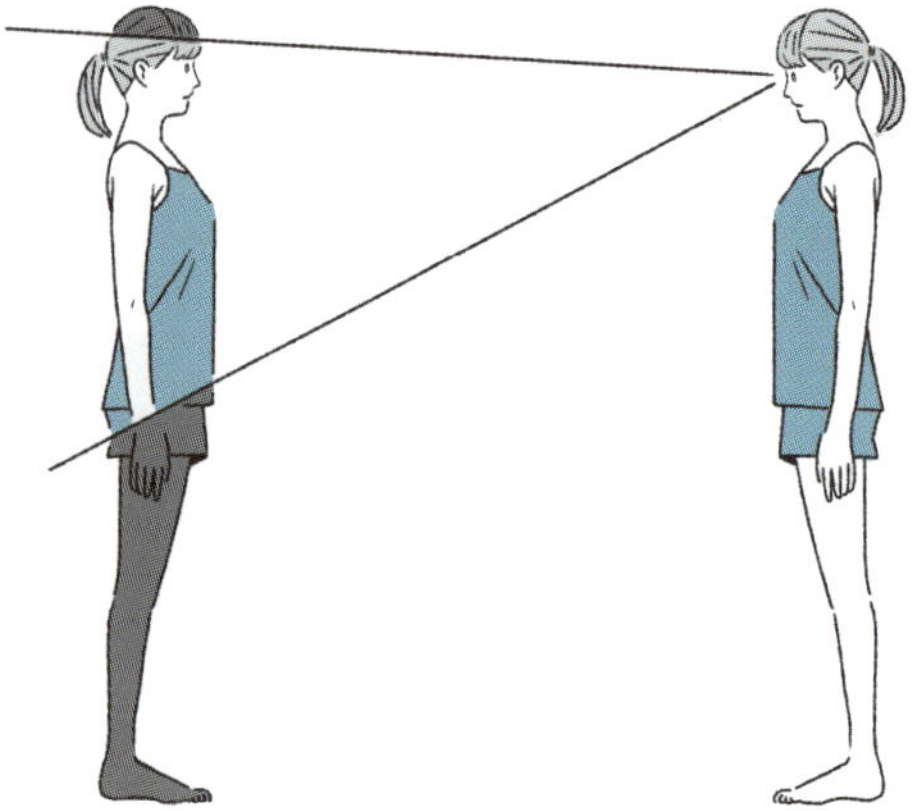

目を見れば、体がわかる。

目の疲れが体のこりを引き起こす

前項でお話ししたスマホ老眼は、単に目だけの問題ではありません。そもそも、パソコンやスマホを使うときの姿勢にも問題があります。

あなたがパソコンでの仕事に集中しているとき、長時間スマホをいじっているとき、どんな姿勢をとっていますか。

おそらく、首や肩は同じ位置に固定されて、長時間同じ姿勢をとり続けているはず。それによって、血流が悪くなり、肩こりや首のこり、頭痛などが引き起こされます。

この状態でスマホ老眼になり、パソコンやスマホの画面が見づらくなると、画面に顔を近づけてのぞき込むような体勢をとろうとするので、ますます首や肩に負担がかかり、こりや痛みを悪化させるという悪循環に陥ります。

さらに、こりや痛みは首や肩だけにとどまらず、背中や腰にまで及ぶ可能性もあります。

また、パソコンやスマホで長時間目を酷使すると、目の中のレンズは無理にピントを合わせようとし続けるので、眉間にシワが寄り、目を細めて、顔もこわばって、目の周辺が緊張します。これによって起こる眼精疲労が、肩こりや頭痛の原因となることもあるのです。

先ほどお話ししたように、パソコンやスマホの画面を見続けていると、目のピント調節に貢献している毛様体筋が緊張し、こってしまいます。

毛様体筋が緊張すると、自律神経のバランスも崩れてしまうおそれがあります。自律神経が毛様体筋をコントロールしているからです。

自律神経は、循環器、消化器、呼吸器などの活動を調整するためにはたらく神経のこと。体が活動しているときや昼間に活発になる交感神経と、リラックスしたときや夜に活発になる副交感神経があります。

パソコンやスマホを見続けると、目の周辺が緊張して血流が悪化します。これが続くと、自律神経の中の交感神経が優位となります。これにより、自律神経のバランスが崩れ、顔面から首、肩の筋肉まで緊張してしまいます。

首や肩の血流が悪くなると、目の周辺への血流も悪くなります。ですから、目の疲れが首や肩のこりを引き起こし、首や肩のこりが目の疲れを悪化させるという悪循環から抜け出せなくなるのです。

目は全身の健康を写す鏡

そもそも「目は全身の健康状態を写し出す鏡」といわれています。疲れや睡眠不足などの体調不良は、確実に目元に表れます。

また、眼科で眼底（眼球内部の後ろ側。網膜のある部分）を検査すると、その人の健康状態がよくわかります。人の健康状態（糖尿病、高血圧など）は、眼底の血管の状態に表れるからです。

全身の血管の中で、唯一、網膜の血管だけは外から見ることができます。そのため、眼科のクリニックにある専用の医療検査機器を使うと、血管が蛇行していたり、細くなっていたり、詰まっていたり、出血していたり、血管の壁が硬くなっていたりする様子をチェックできます。

こうした血管の異常の有無を見ることで、その人の健康状態を把握するわけです。**眼科医が眼底の血管の写真を見れば、その人の年齢や健康の善し悪しなどを判断することが可能です**。人間ドックや職場の健康診断などで眼底検査が行われることがあるのには、こういう理由があったのです。

たとえば糖尿病を患うと、血中に異常な糖化タンパクが増え、毛細血管の壁が弱くなり、血管障害が起きます。この状態が悪化すると、「糖尿病網膜症」となり、日本では成人してからの失明原因の第2位となっています。

高血圧も、眼底の血管の見た目や出血によって診断できます。高血圧によって網膜の毛細血管が損傷を受けると、網膜へと血液がうまく行き届かなくなります。こうした網膜の状態を「高血圧網膜症」といい、視力低下の原因となります。

さらに、動脈硬化も目に起きます。目に動脈硬化が起きると、動脈の弾力が失われ、血管の壁が厚くなってしまいます。この動脈硬化が網膜動脈に起こることを「網膜動脈硬化」といい、目がかすんだり視野の一部が欠ける病気の原因となります。

これら3つの代表的な生活習慣病は密接に関わり合っているため、生活習慣を根本的に改善する必要があるのです。

“目”を健康管理に生かす

目の検査でわかる病気は、ほかにもたくさんあります。

たとえば、下まぶたの裏側が白っぽくなっている場合、貧血や胃潰瘍などの疑いがあります。白目の部分が黄色くなっている場合は、黄疸《おうだん》が出ている可能性があり、肝臓や胆のうの病気の疑いがあります。

コレステロールなどの脂肪をとりすぎている人は、まぶたに「黄色腫《おうしょくしゅ》」という種のような黄色い出っ張りができることがあり、脂質異常症が疑われます。

このように、目には全身のさまざまな健康状態が表れています。こうした情報を健康管理に生かすためには、定期的に医療機関での検査を受けるとともに、普段から目を含めた全身のケアを心がけることが大切なのです。

Eyes Care

目の健康を左右するストレス

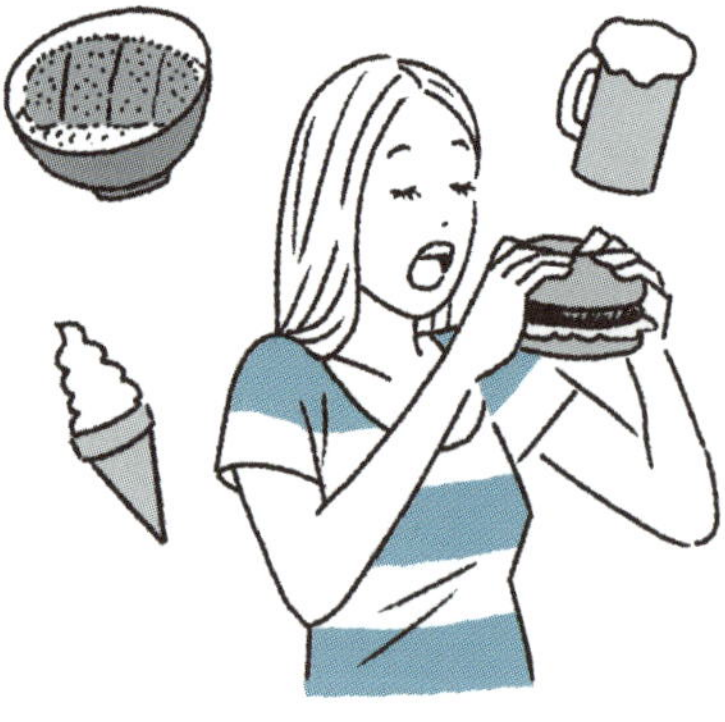

「食べてストレス解消」は、目には逆効果。

目の使いすぎで血液がドロドロになる

スマホなどで目を酷使し続けていると、目の緊張状態が起こり、自律神経の中の交感神経が優位になるとお話ししました。この交感神経が優位になってしまう最大の原因はストレスです。ストレスを感じて交感神経が優位になると、血流が悪くなり、体温が下がってしまいます。血液は目に栄養や酸素を送る役割を果たしているので、当然、目にも悪影響を及ぼします。

また、交感神経が優位になり続けていると、血液中の白血球の約半数を占める顆粒球《かりゅうきゅう》を増加させます。顆粒球は、本来、体にとって脅威である細菌を攻撃する役割を担ってくれています。

けれども、増えすぎるとその攻撃性がかえって人体に刃を向けることになります。顆粒球が死ぬときに放出する活性酸素が組織を酸化させるため、老化を加速させるだけでなく、消化器系の機能を衰えさせて胃炎、胃潰瘍などの原因となるだけでなく、血液を酸化させてドロドロにしてしまいます。

血液がドロドロになると血の巡りが悪くなり、体全身はもちろん、目のはたらきを損なうことにもつながるというわけです。

目の緊張をほぐす幸せホルモン

目を含む体を健康に保つには、やはりストレスをかけないような生活を心がけることが大切。とはいえ、忙しい仕事や人間関係のプレッシャーなど、私たちは日々さまざまなストレスを感じながら生きています。かくいう私自身、日々ストレスを感じることがあるのは事実です。私たち現代人が、ストレスフリーの生活を手に入れるのは非常に難しいといえます。

ただ、その中でも、できるだけストレスフリーの状態に近づける工夫はいくつかあると思います。

ひとつには、**心に安らぎをもたらす「幸せホルモン」を体内に分泌させる**こと。ストレスを受けたり睡眠不足になったりすると、ストレスホルモンと呼ばれるコルチゾールという物質が分泌されます。これが疲れや意欲低下を助長し、基礎代謝を落とす原因ともなります。

これに対して幸せホルモンであるセロトニンは、安心感や充実感をもたらしてくれます。セロトニンを増やす方法としては**「深い睡眠をとること」「朝の太陽の光を浴びること」「ウォーキングなどの運動をすること」「良質のたんぱく質（必須アミノ酸のトリプトファン）をとること」**などがあります。

そして、幸せホルモンにはもう1つ、オキシトシンと呼ばれるものがあります。オキシトシンは出産や母乳の分泌に必要不可欠な物質であると同時に、恐怖心や不安を軽減させ、幸福感を得られる作用があります。別名「愛情ホルモン」とも呼ばれ、他人を好きになったり強い信頼を感じたりするようになる作用もあります。

セロトニンもオキシトシンも、人と人との触れ合いによって増えることがわかっています。直接肌が触れ合うことで顕著に増加するのですが、人と会食したり、おしゃべりをしたりするような間接的な触れ合いでも分泌されます。ペットをかわいがることでも分泌されるのです。

Eyes Care

「見る」ことは、目と脳の共同作業

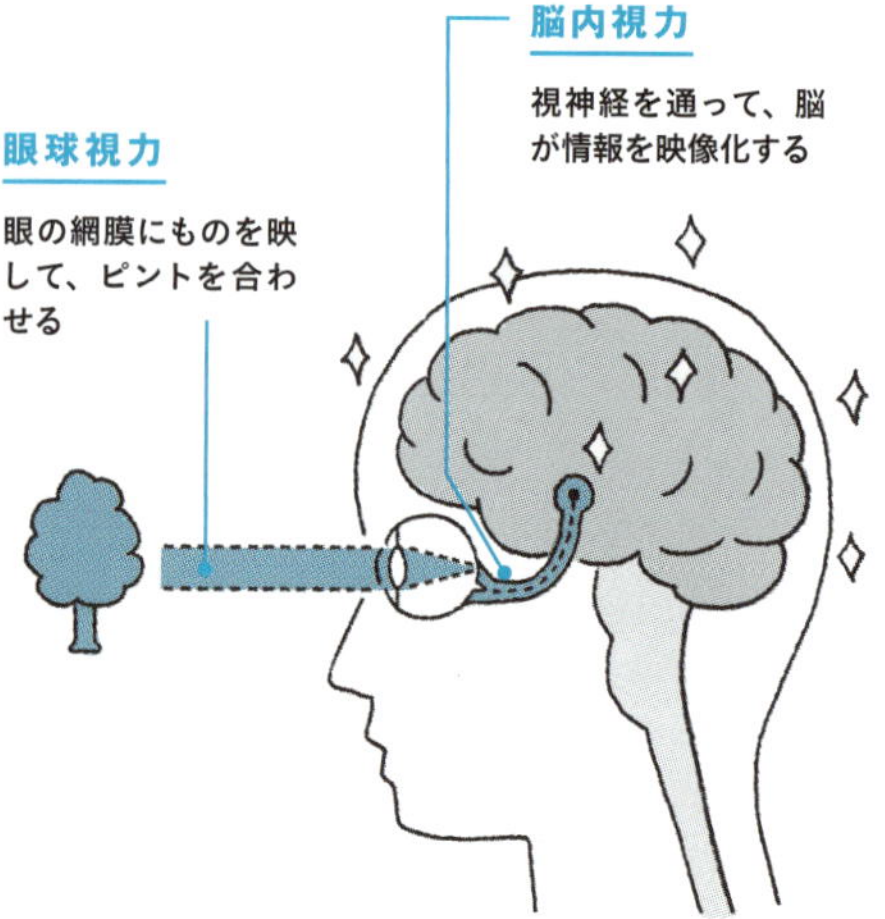
脳内視力
視神経を通って、脳が情報を映像化する
眼球視力
眼の網膜にものを映して、ピントを合わせる

目が見えづらくなると、脳もどんどん衰える。

目の衰えは脳の衰えに直結する

脳に入る五感の情報の中で、視覚情報は圧倒的に多いことが知られています。ある研究データによると、脳がインプットしている情報の割合は、視覚83パーセント、聴覚11パーセント、嗅覚3・5パーセント、触覚1・5パーセント、味覚1パーセントとされており、実に8割以上を視覚情報に頼っているのです。

ですから、**視力が低下してものが見えにくくなると、脳に入ってくる刺激も激減します。その結果、脳による情報処理活動も停滞します**。つまり、目の衰えは脳の衰えに直結しているというわけです。

私たちは、目だけでものを見ているわけではありません。目の水晶体を通過した映像は、網膜に映し出されて、脳に電気信号として送られます。

そして、大脳皮質にある視覚野という部分が、電気信号を映像化することではじめて、目から見たものを脳が認識しているのです。

逆にいえば、どんなに目が映像をとらえても、脳がそれを処理できなければ、視覚情報として認識することができません。結果として「見えていない」ということになってしまうのです。

このことからも、目の衰えと脳の衰えが密接に関係していることがわかりますね。

視覚のトラブルが認知症を加速させる

加齢とともに、もの忘れが増えたり、人の名前が出てこなかったりするようになるのは、人間にとって自然なことですが、視覚のトラブルがそれを助長するおそれがあります。

私たちが視覚から得た情報は、脳にインプットされて記憶として定着します。しかし、視力が低下すると、ものが見えづらくなり、情報を脳にインプットしにくくなります。

きちんとインプットできていないわけですから、再び同じものを目にしたときに思い出せなくなるのも当然です。実際に、高齢者の視力障害が認知症の悪化につながっているという研究もいくつか報告されています。

その中には「視力低下がある高齢者は、視力が良好な高齢者と比較して認知障害を起こすリスクが5倍高い」「高齢者でも視力が良好であれば、認知症になるリスクが63パーセント減少する」という研究結果もあります。

白内障の手術で脳がよみがえる!?

加齢によって起きる代表的な目の病気のひとつが白内障です（↓122ページ）。白内障になると、霧がかかったように、ものがぼんやりとかすんで見えるようになったり、まぶしさを感じたりするようになります。

白内障が進行すると、視界に入るものがすべてぼんやりとしか見えなくなります。それによって、視覚情報を脳内で処理する力も衰え、脳のはたらきも衰えていってしまいます。

視界がぼんやりすると、日常の活動量も低下してしまいます。積極的に外に出ようという気にもならず、屋内に引きこもりがちになります。

運動不足になると筋肉量も落ちてきて、ますます老化が加速します。また、活動を通じて楽しむ機会も減るために、脳への刺激がどんどん減り、さらに認知機能が衰えてしまうのです。

70代、80代の白内障の患者さんの中には、「もう年だから」「とくに不自由を感じていないから」という理由で、手術に消極的な人もいます。白内障の進行は緩やかなので、視力が低下していても、実感しないまま受け入れている人が少なくないのです。

一方で、手術に踏み切って視力が回復すると、**視覚から脳に入る情報が増え、脳が情報を処理する能力も向上します**。

その結果、人やものを認識する反応やスピードも速くなり、さまざまな脳機能が活発にはたらくようになります。そうやって再び外に出ようとする意欲がわいたり、他人と積極的にコミュニケーションをとろうとしたりするのです。

実際、白内障の手術を受けた患者さんが、それまでと見違えるほどいきいきと元気に変わったケースが何度もあります。

「目にするものすべてが極彩色になった」

「とにかく外に出ることが楽しくて、毎日散歩を楽しむようになった」

「100歳まで生きたいと思います！」

などと、明るくお話しする方がたくさんいます。視力が回復すると、メンタル面でも好影響が生まれて、若々しさを取り戻したり、生きる意欲がわいてきたりする効果も期待できるのです。

また、白内障の手術をしたことで、認知症の進行が緩やかになるケースもよく見られます。

繰り返しますが、目が見えにくくなると、脳はどんどん老いて衰えてしまいます。この状態をけっして放っておいてはいけません。

いつまでも脳と体を若々しく保つためには、視界がクリアに見えている状態をキープすることが肝心なのです。

Eyes Care

眼トレをすると目がよくなる！

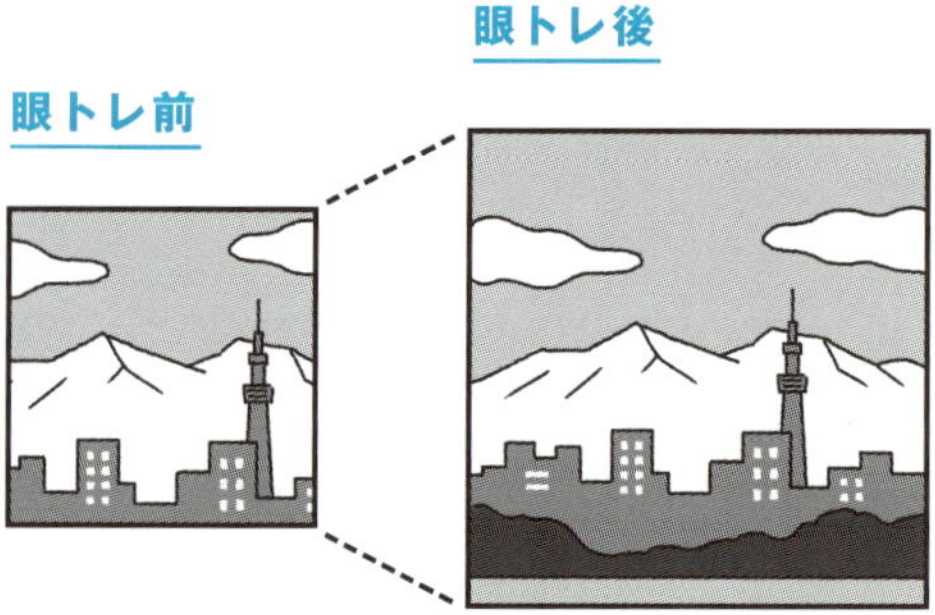

眼トレをすると、一瞬で広くものを
とらえられるようになる。

眼トレで目のトラブルを解消！

スマホ老眼も、老眼やその他の目の疾患も、日常の眼球トレーニング＝眼トレを続けることで、症状を緩和していくことが可能です。とくに、手元の見えづらさやピントの合わせづらさは解消できます。ものが見えやすくなると、目の疲れも軽減され、首や肩のこり、頭痛なども感じにくくなってきます。

それにより、日常生活がラクになり、もっと積極的に行動しようという気持ちも生まれてくるはずです。このように心身ともに動きやすい体を保つことが、健康を維持するための秘訣です。

「眼トレ」は、目のレンズである水晶体の厚みを調整する毛様体筋や、瞳孔《どうこう》の大きさを調整する虹彩筋《こうさいきん》、眼球を動かす外眼筋《がいがんきん》などをほぐしたり鍛えたりするためのトレーニングです。

眼トレは、1回数分程度の短時間でも、朝昼晩、毎日続けることで効果を発揮します。筋トレと同じように、目の筋肉を鍛えていくことで、目の周りの血流や代謝がよくなり、クマやたるみといった老け顔の原因を解消することにもつながります。これはもう、やらない手はありませんね。

いつでもどこでもできる眼トレ

眼トレは、基本的に、いつどこで行ってもかまいません。仕事中や、家事の合間に、ちょっとしたスキマ時間を見つけて取り組むのがおすすめです。

たとえば、通勤時間。電車やバスに乗ると、スマホを熱心に見入っている人が目立ちます。出社前に仕事に関係する情報を収集したい、あるいは音楽やゲームなどでリラックスしたいという気持ちはわかりますが、目の健康のためにはスマホを取り出すのをやめて、眼トレの時間にあてるのがベストです。

車内からなるべく遠くの景色を見たり、看板の文字を追いかけたりして、**動体視力を鍛える**。また、遠く↓中間↓近くへと目線を動かして、**目のピント調整機能を鍛える**などの方法があります。

掃除や洗濯の時間も眼トレのチャンスです。たとえば、ベランダで洗濯物を干すときに遠くの景色を見る、買い物に出かけたときに遠くの景色を見る。こうした習慣を取り入れるだけでも効果的です。

ウォーキングを習慣にしている人は、ウォーミングアップやクールダウンの時間に眼トレを組み合わせてみましょう。

そもそもウォーキングなどの有酸素運動だけでも、最低3か月継続すれば、視神経乳頭（網膜の神経線維が集合しているところ）への血流がよくなり、眼圧も下げることが研究によって明らかにされています。また、ウォーキングは肥満解消、姿勢改善、脳の活性化、免疫力アップなどの効果も期待できます。健康的なウォーキングに眼トレをプラスすれば、鬼に金棒です。

ポイントは、いかに自分の生活の中に眼トレを習慣づけていくかです。歯磨きのようにいったん習慣化すると、むしろやらないと気持ちがすっきりしなくなります。最初は、自室の目につきやすい場所に、眼トレのメニューを貼り出すなどして、気づいたときに眼トレに取り組むようにしましょう。1日の終わりに、手帳やカレンダーなどに記録するのもおすすめです。

COLUMN 1

歳をとると涙もろくなる!?

歳をとるにつれて、涙もろくなってきた」という話をよく耳にします。

医学・生理学的にいえば、年齢とともに人体の涙腺《るいせん》が緩むという現象はありえません。涙腺は、眉毛の外よりの奥に位置する分泌器官で、目に涙液を供給します。その分泌腺が緩むということは、考えられないのです。

涙もろくなるのは、どちらかというと脳の影響だといえます。年齢を重ねて、いろいろな人生経験を積んでくると、他者に共感したり同情したりする感情も豊かになります。その結果、ちょっとしたことでついつい涙が出てくるということではないでしょうか。

ただし、とくに感情を揺さぶられたわけでもないのに、すぐに涙が出てくるというのは、加齢によって何らかの疾患が生じている疑いがあります。あるいはドライアイが影響しているかもしれませんし、涙の流れをつくるポンプが機能障害を起こしている可能性もあります。この場合は、医療機関を受診しましょう。

PART 2

体の内側から目をよくする

Eyes care

Eyes Care

レンズのピントを合わせる力が衰える——老眼

ピント調整がされているとき

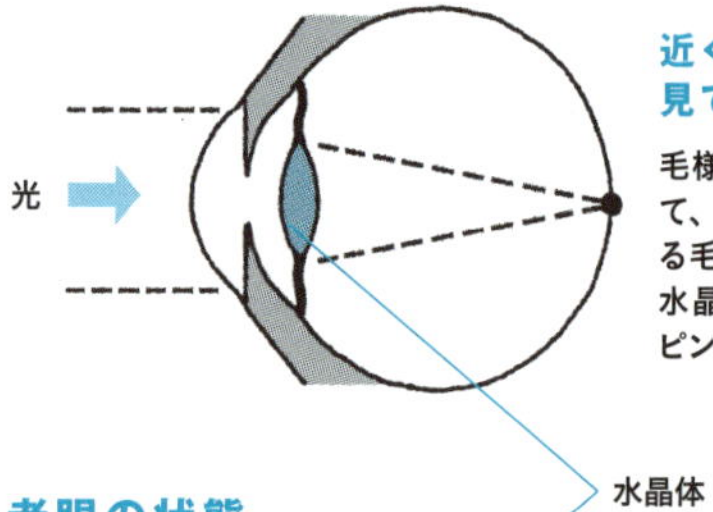

近くを見ているとき

毛様体筋が収縮して、水晶体を支える毛様小帯が緩み水晶体が厚くなりピントが合う。

老眼の状態

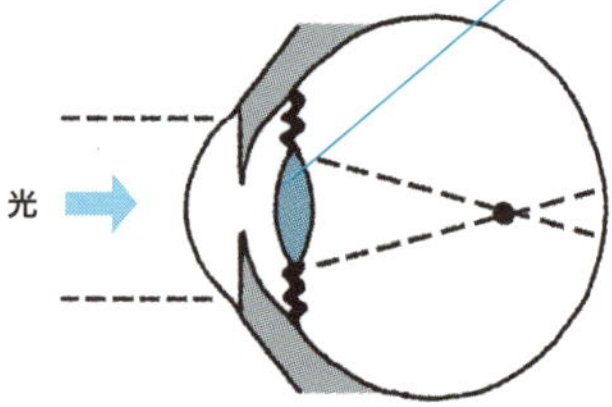

近くを見ているとき

水晶体が硬くなっているので、毛様小帯が緩んでも厚くならずピントが合わない。

ピント調整機能の劣えは10代から始まっている

ここで改めて、老眼が起こるメカニズムについて解説しておきます。

老眼は、正式には「老視」といいます。加齢によって、目のピント調節機能が衰えて、近くのものが見えにくくなる症状のことです。人によって差はありますが、平均して45歳くらいから、早い人は40歳くらいから症状を自覚することがあります。

私たちが被写体として目にしたものは、光として目に入ってきて、レンズの機能を持つ角膜と水晶体を通って、フィルムの役割を果たす網膜へと映し出されます。

レンズのピントを合わせているのは、主に水晶体と毛様体筋です。近くのものを見るときには毛様体筋が緊張して水晶体を厚くして、遠くのものを見るときには毛様体筋が弛緩して水晶体が薄くなるように調整しているのです。

ところが、老眼になると、このレンズのピントを合わせる力が衰えてしまいます。**毛様体筋の筋力が低下するとともに、水晶体の弾力が失われて硬くなるからです。**

とくに、毛様体筋を緊張させて水晶体を厚くすることができなくなるため、近くのものが見えにくくなるというわけです。

自分では気づいていないだけで、**人間の目のピント調節機能は、10代のころから低下が進行します。**それが、読書をするのに必要なレベル以下になることで「手元の文字が見えにくくなった→老眼かもしれない」と自覚することになるわけです。

ピント調節力は、その後も年齢とともに低下し続け、70歳ごろで止まります。その年齢になると、白内障（→１２２ページ）が進行することになります。

近眼の人は老眼になりにくいというのはホント？

近視、遠視、乱視、正視（眼鏡などで視力を矯正する必要がない）で、老眼になりやすい、なりにくいということはありません。

よく「近視の人は老眼になりにくい」といわれることがありますが、これは誤解です。近視の人は、裸眼で近くのものが見えやすいため、老眼に気づくのが遅いというだけです。

近視の人でも、目のピント調節機能は加齢とともに衰えます。その証拠に、近視用の眼鏡をかけている人が、手元の細かい文字を見るために眼鏡をとっている姿を目にすることがあります。それは、矯正した視力では手元のものが見えない、つまり老眼の症状が起きているということです。

遠視、正視の人は、もともと近くのものが見えないという状態に慣れていないため、老眼にいち早く気づくのです。

老眼の進行は3つの条件で決まる

老眼は誰にでも起こる症状ですが、その進行度合いには個人差があります。老眼の進みやすさは、大きく次の3つの条件に関わっています。

①どれだけ目を酷使してきたか

②どれだけ乱れた生活習慣を送ってきたか
③どれだけ目をケアしたり、トレーニングしたりしてきたか

前述したように、パソコンやスマホが手放せない、ゲームで目を使いすぎているような人は、目の老化が進みやすくなります。

また、「脂質や糖質中心で、野菜や果物をほとんど食べないような偏った食生活を送っている」「運動をほとんどしない」「毎日遅くまで起きている」のように、生活習慣が乱れている人は、生活習慣病になりやすいだけでなく老眼も進みやすいといえます。

目も体の一部ですから、体が老いれば目も老いるのは当然です。つまり、老眼になりやすいかどうかは、これまでの生活の積み重ねで決まってしまうというわけです。

眼トレで目の老化を遅らせる

老眼であることを認めたくない、老眼になることを極端におそれている人がいます。気持ちはわかりますが、老化は自然の摂理なので、止めることは不可能です。

だからといって、あきらめる必要はありません。健康的な生活習慣を心がけ、目のケアや眼トレを普段から積み重ねることで、目の老化をできるだけ遅らせることは可能です。

老眼を放置しておくと、眼精疲労が起こりやすくなり、頭痛や肩こり、吐き気を起こすことがあります。また、新聞や雑誌などの文字が読みにくくなり、文字を読むことをあきらめてしまう人もいます。これでは、生活の質が低下してしまい、せっかくの人生を楽しめなくなってしまいます。

健康上の問題がない状態で日常生活を送れる期間を意味する「健康寿命」をのばしていくためにも、積極的に目のトレーニングやケアを心がけていただきたいと思います。

Eyes Care

眼トレとプラスしたい老眼のケア

老眼鏡のタイプ

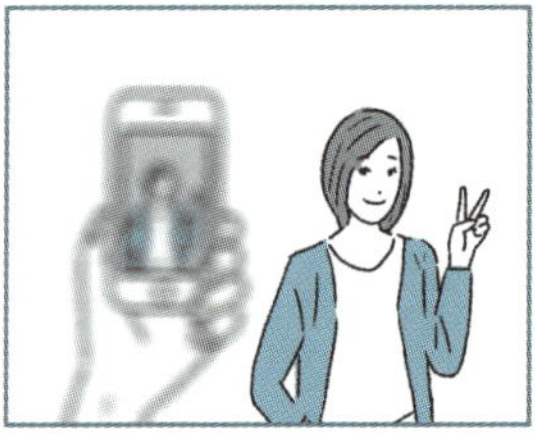

単焦点レンズ

遠くにピントを合わせると、近くが見えにくくなる

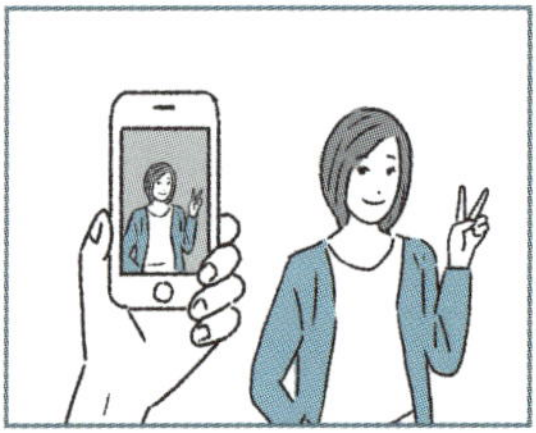

多焦点レンズ

近くと遠くの両方にピントを合わせられる

眼鏡選びはライフスタイルに合わせて

老眼の進行を遅らせるためには、眼トレなどのトレーニングやケアに取り組むのが基本。ただ、老眼がそれなりに進行している場合、トレーニングだけでは手元の見えづらさが改善しないこともあります。その場合は、トレーニングを継続しながら、老眼鏡などによる矯正を考えることになります。

よく「老眼鏡をかけるとよけいに進行が早まる」と考えて、使わない人もいますが、**老眼鏡が老眼の進行を早めることはありません**。

では、どのように老眼鏡を選べばよいのでしょうか。

老眼鏡には大きく分けて2つのタイプがあります。1つは、「単焦点レンズ（老眼の「近見用」に合わせたもの）、もう1つは「多焦点レンズ（1枚のレンズで、複数のピントに合わせられるもの）」です。

さらに、多焦点レンズの中には2つのピントが合わせられる「2重焦点レンズ」、3つのピントが合わせられる「3重焦点レンズ」、遠用から近用まで、境目を目立たせずにだんだんとピントを合わせられる「累進多焦点レンズ」の3種類があります。

それぞれのタイプにメリット・デメリットがあるので、生活のスタイルに合わせて選択することがポイントです。

たとえば、**長時間のデスクワークや読書をするので、手元の見えづらさが解消できればよいという考えに立てば、単焦点レンズが適している**といえるでしょう。遠くを見るときに眼鏡を取り外す手間がかかりますが、眼鏡に慣れるのに時間がかからず、疲れにくいのがメリットです。

一方、**多焦点レンズは1つの眼鏡で近くも遠くもピントが合わせられるので、いちいち取り外す手間が不要です**。ただ、慣れるまでには時間がかかるかもしれません。2重焦点レンズや3重焦点レンズは、レンズの境目が気になって違和感が続くという人もいます。

累進多焦点レンズは、レンズの境目は気にならないのですが、さまざまな距離に対してピントを合わせられる面積が狭いので、やはり慣れるまでには時間

がかかることがあります。

なお、よく文具店や書店などで安価な老眼鏡が売っているのを目にしますが、自分の度数に合わない老眼鏡を長時間使用していると、目を疲労させてしまいかねないので要注意です。

老眼用コンタクトレンズは、乱視が強い人は「ハード」を

これまで眼鏡をかける習慣がなかった人にとっては、老眼鏡に抵抗を感じることが少なくありません。そんな人には、老眼用のコンタクトレンズ（遠近両用コンタクトレンズ）という選択肢があります。

コンタクトレンズは、大きく「ハード」と「ソフト」の2タイプにわかれています。また、1日使い捨てタイプのソフトコンタクトレンズもあります。これも老眼鏡と同様、生活スタイルに応じて自分に最適のタイプを選ぶのがポイントです。

乱視が強い人やこれまで「ハード」を使い慣れた人は「ハード」、コンタク

トを使い慣れていない人などは、「ソフト」を使うのがおすすめです。

いずれにしても、コンタクトレンズは眼鏡のように簡単に取り外しができないので、慣れるまでに時間がかかる傾向があります。老眼の矯正としては、老眼鏡のほうが使い勝手がよいのではないかと思います。

これは、今まで近視用のコンタクトレンズをつけていた人にもいえることであり、近視用のコンタクトレンズをつけたまま手元を見るときにだけ老眼鏡をかけるほうが、目が疲れにくいのではないかと思います。

また、老眼用のコンタクトレンズは、暗くなると見えづらくなるので、夜間の運転時などは避けたほうがよいでしょう。

先端技術が叶えた老眼レーシック

近視の治療で知られるレーシック手術には、老眼レーシック手術もあります。レーシック手術とは、角膜をレーザーで削って薄くすることで、網膜上でピントを合わせられるようにするための外科手術です。

老眼レーシックには、「モノビジョンレーシック」と「遠近両用レーシック」の2種類があります。

「モノビジョンレーシック」は、両目でピントを変える方法。片方の目を正視に、もう片方の目を近視になるように角膜を削ります。これによって、近くも遠くも見られるようにするわけです。眼鏡なしで近くも遠くも見えるようになりますが、視力に左右差が起こるため、立体的な感覚が低下します。また、見え方に慣れるまで時間がかかる場合もあります。

「遠近両用レーシック」は、角膜を遠近ともに見えるように特殊な形状に削るという方法です。眼鏡なしで遠くも近くも見えるようになりますが、何となく不調を感じたり、まぶしさを感じることもあります。見え方もある程度見えるという認識のほうがいいでしょう。

角膜が薄くなると目は外傷に弱くなるので、レーシックの再手術はおすすめできません。また、手術によりドライアイが出やすくなることもあるので、慎重に検討するようにしてください。

Eyes Care

知っておきたい目の病気

[ドライアイ]

ドライアイのセルフチェック

- □ 目が痛い、かゆい、けいれんする、不快感がある。
- □ 日常的に目が乾いている感じがする。
- □ 液晶画面を長時間見る作業が多い。
- □ 充血やかすみ目、視力の低下を感じる。
- □ 光をまぶしく感じる。

涙のバランスが崩れ、視力が下がる

ドライアイは、涙の量が減ったり、涙の質が悪くなったりして目の表面が乾きやすくなる目の病気。失明につながることはないものの、放っておくと視力低下のおそれがあります。

涙には、目を保湿する効果や、栄養補給をしたり、殺菌などから防御したりする役割があります。いわば、**涙は目のバリアといってもよいでしょう**。

この涙は、目の表面から「油層」「水層」「ムチン層」の三層にわかれていて、バランスが崩れると涙が不足しやすくなったり、涙の層が薄くなったりして角膜に傷がつきやすくなります。

ドライアイの代表的な症状は、眼精疲労、目の痛みやけいれん、充血などです。目が乾くというイメージが強いと思いますが、ちょっとしたことで涙が出る流涙症《りゅうるいしょう》を起こすこともあります。

夕方になると視界がぼやける人は、ドライアイの疑いありです。ドライアイの症状がある人は、通常の視力が1・5なのに、夕方に測定すると0・6まで落ちたというようなケースがよくあります。

近年は年齢性別を問わず、多くの人がドライアイの症状に悩まされるようになっています。その大きな原因となっているのが、スマホやパソコンなどの使いすぎです。

通常、成人は1分間に20回程度まばたきをするといわれます。しかし、パソコンやスマホの画面を集中して見入っているときには、まばたきの回数が極端に減ります。なかには1分間に4〜5回程度まで落ち込む人もいます。まばたきの回数が減ると、涙の量が減って、目の表面が乾燥しやすくなりますから、ドライアイになるのです。

ドライアイの原因は、これだけにとどまりません。エアコンによる乾燥、ストレス、睡眠不足、生活習慣の乱れなどもドライアイを引き起こすことがわかっていますし、コンタクトレンズの使用も涙を蒸発させやすいとされます。また、加齢も大きな要因です。

意識的にまばたきする

ドライアイの対策としては、点眼薬を使用するのが基本です。保水効果の高いヒアルロン酸が配合された点眼薬が主に使われますが、最近では目の表面の粘膜（ムチン）を保護する効果のある成分が配合されたものも使われています。

極度のドライアイの場合は、「涙点プラグ」による治療も行われます。極小の栓で涙の出口をふさいで排出を抑え、涙をためることで目の潤いを保つという方法です。

普段からの予防法としては、次のようなものがあります。「意識的にまばたきする」「パソコンの画面が目の位置よりも下に来るようにする」「夜更かしをしない」「エアコンの風には直接当たらないようにする」「部屋の加湿を心がける」。「ひょっとしてドライアイかも」と思ったら、早めに眼科を受診することも大切です。

Eyes Care

知っておきたい目の病気
［白内障］

白内障のセルフチェック

- □ 明るい場所で視界全体がぼんやりかすむ。
- □ 光をまぶしく感じる。
- □ 暗いところでは、特に目が見えにくい。
- □ 老眼鏡をかけても見えにくい。
- □ ステロイド薬を長期間内服している。

加齢とともに誰にでも起こる白内障

白内障は、加齢によって誰にでも起こる目の病気です。早い人では40代から始まり、80歳以上になると、ほぼ100パーセントの人が発症します。

加齢とともに、目のレンズである水晶体のたんぱく質が変性して濁りが生じます。それによって外からの光が十分に入ってこなくなったり、乱反射を起こしてしまったりします。そうなると網膜に鮮明な映像を映し出せなくなり、さまざまなトラブルを引き起こします。これが白内障のしくみです。

加齢以外にも**酸化ストレスが原因となることもあり、紫外線の影響が大きいと考えられています**。ほかには、ステロイド剤などの薬剤による副作用、アトピーや糖尿病などの疾患に合併して起こるケースもあります。不規則な生活習慣や偏った食生活、喫煙習慣などによっても進行が加速します。

白内障の症状には個人差があり、症状を感じない人もいます。これは、病気が20～30年以上かけて非常にゆっくりと進行しているためと考えられます。

たとえば1・5あった視力が0・6くらいまで低下しても、視力低下が進行していることになかなか気づきにくいのです。

早めに手術するという判断も大切

水晶体は、一度濁ってしまうと、元に戻すことはできません。そのため、軽度であれば、点眼薬や内服薬などによって進行を遅らせることを目指します。ただし、薬で進行を完全に抑えることは今のところ不可能です。また、薬物効果も科学的な根拠がはっきりしているわけではありません。

生活に支障が出るほど進行した場合は、人工の水晶体（眼内レンズ）を入れる手術を行います。眼鏡を使っても、両目での視力が0・7未満のときが手術を選択する1つの目安とされます。

手術は、ほかに病気がない人であれば、日帰りで受けることが可能です。入院する場合も、2〜3日程度です。98ページでお話ししたように、白内障の手術を受けることによって、認知機能の衰えをある程度抑えられることもわかってきています。白内障が進行した場合は、早めに手術に踏み切るという判断も重要ではないでしょうか。

今までの手術は、単焦点レンズを使用していたため、遠くに焦点を合わせた場合、手術後は近くのものを見るために老眼鏡を使う必要がありました。

近年、老眼も改善するための多焦点レンズを入れることで、白内障と老眼鏡を同時に治療する手術も行われるようになっています。

多焦点レンズには、遠近が見えるレンズ、遠中距離が見えるレンズの2種類があり、患者さんの希望に合わせて選べます。乱視の矯正も可能です。

白内障は加齢にともなって誰にでも起きる病気ですから、完全に予防することは難しいといえます。ただし、日常的な努力によって水晶体が濁るスピードを抑えていくことはできます。

たとえば、**目の老化を抑える食生活**（↓138ページ）は、白内障の予防にも効果的です。また、紫外線対策も非常に有効です。外に出かける際は、UVカットのサングラスや眼鏡を使うようにしましょう。

Eyes Care

知っておきたい目の病気

[緑内障]

緑内障のセルフチェック

- □ 見落としが増えた。
- □ 日中でも視界が暗いと感じる。
- □ 目の奥の痛みや頭痛がある。
- □ 最近、目が疲れやすくなった。
- □ 視野が狭くなったと感じる。

日本人の失明第1位の病気

緑内障は、日本人の失明の原因第1位とされる病気です。40歳以上の5パーセント、実に20人に1人が緑内障患者であるというデータも報告されています。この緑内障は、眼圧の上昇などによって視神経が圧迫されて、視野が狭くなる病気です。

症状を自覚しにくいという特徴があり、検査によって見つかるケースが大半です。前述したデータでは、緑内障になった5パーセントの人のうち、9割以上は眼科受診歴がありませんでした。つまり、自覚症状がなかったということです。最初は視野の一部が欠け、時間をかけて視野が徐々に狭くなっていきます。**視野が欠けていても、左右の目で補ったり、脳が視野の補正をしたりするために、なかなか気づきにくいのです。**

しかし、放っておくと、もやが徐々に広がっていき、見落としなどが増えていき、やがて視界のぼんやりが全体に広がり、霧の中にいるように感じます。

そして、最終的には失明のリスクもあります。40歳になったら定期的に緑内障の検査を受けることが大切です。

では、どうして眼圧が上がってしまうのでしょうか。

眼圧をコントロールしているのは「房水《ぼうすい》」と呼ばれる液体です。房水は、毛様体から分泌され、角膜と水晶体の間を流れています。この房水の産生と排出のバランスが保たれることで、眼圧は一定になっています。逆に、バランスが崩れることで眼圧が上がってしまうというわけです。

緑内障の予防は基本的に難しいとされています。ただし、血行不良が原因のひとつとされていることから、軽い運動をしたり、禁煙したりするなど血液の循環をよくすることには意味があるでしょう。また、明らかな症状がなくても定期的に検査を受けるのをおすすめします。

眼圧の上がり方は2種類

緑内障のタイプは2つにわかれます。

開放隅角緑内障《かいほうぐうかくりょくないしょう》は、房水の排出口である線維柱帯《せんいちゅうたい》が目詰まりして、房水が排出されないために眼圧が上昇する症状です。

この中には、正常眼圧でありながら視神経が障害を受ける、正常眼圧緑内障も含まれ、日本人の緑内障の実に7割を占めています。ですから、眼圧が正常値だからといって安心はできません。

閉塞隅角緑内障《へいそくぐうかくりょくないしょう》は、角膜と虹彩の間の隅角が狭くなり、房水が排出されず、眼圧が急激に上昇する症状です。

治療法としては、房水の量をコントロールすることで、眼圧を下げていきます。薬物療法、レーザー療法、手術の3つがあり、それぞれのタイプに応じて治療法を選択します。

まずは点眼液を使って、房水の排出の促進や産生を減らす治療を施します。点眼薬でも眼圧が下がらない場合には、レーザー治療や手術で眼圧を下げる処置を行います。

Eyes Care

知っておきたい目の病気

［加齢黄斑変性］

加齢黄斑変性のセルフチェック

- □ 急に視力が低下したようだ。
- □ 視野の中心部が暗くなったり、欠けて見えたりする。
- □ 物がゆがんで見える。
- □ 50歳以上で、喫煙習慣がある。
- □ 屋外で活動することが多い。

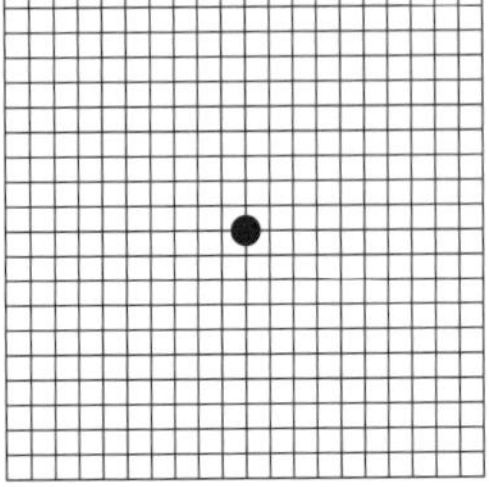

シートでチェック

1. 眼鏡はかけたまま、方眼シートから約30センチ離れます。
2. 片目を閉じて、中央の黒い点を見つめます。

→加齢黄斑変性では、中心の黒い点が欠けて見えたり、周りの方眼が歪んで見えます

「社会的失明」とも呼ばれる病気

加齢黄斑変性《かれいおうはんへんせい》は、名前のとおり、加齢にともなって黄斑が変性する病気です。黄斑とは、網膜の中心部にあり、視力をつかさどる重要な細胞が集まっている場所です。

この疾患が増えるのは50代前後からです。黄斑がダメージを受けることで、中心部がぼやけて見えたり（中心暗点）、全体的にものがゆがんで見えたり（変視症）するようになります。とくに黄斑部の中心にある中心窩《ちゅうしんか》で変性が起こると、著しく視力低下を起こし、失明のおそれもあります。

この疾患は、最終的に両目で起こるのですが、多くの場合、左右の目で発症に時間差があります。片目で症状が始まっても、もう片方の目がカバーしてしまうため気づきにくく、ある程度視力が低下してからあわてて受診するケースが少なくありません。

なお、この疾患による失明は「社会的失明」といいます。中心部が見えにくくなるため、人の顔がわからなくなる、電車やバスの時刻表が読めなくなるなどの支障をきたし、日常生活を送るのが難しくなってしまうのです。

症状は2タイプ

加齢黄斑変性には「萎縮型《いしゅくがた》」と「滲出型《しんしゅつがた》」があります。

萎縮型は、黄斑の組織が加齢とともに萎縮していく症状で、10年、20年という時間をかけてゆっくり変性が進んでいくタイプです。

現在のところ、有効な治療法はなく、基本的に経過観察を行います。ただ、中心窩で変性が起こらない限り、急激な視力低下は起きません。iPS細胞などを活用した再生治療が進むことが期待されています。

滲出型とは、網膜の下にある脈絡膜の毛細血管から新生血管という異常な血管ができてしまうタイプです。進行が早いという特徴があります。

この血管はもろくて出血しやすいため、漏れ出た血液成分が黄斑部を変性させ、さまざまな視力障害につながってしまうのです。

生活習慣が発症リスクを高める

加齢黄斑変性は「目の生活習慣病」と呼ばれ、生活習慣と大きな関わりがあります。喫煙が発症のリスクを高めることがさまざまな研究から明らかになっており、**禁煙は必須の予防法です**。また、パソコンやスマホのブルーライト、高脂肪の食事、紫外線などもリスク要因として指摘されています。

滲出型の治療法には「抗VEGF薬での治療」「光線力学療法（PDT）」「レーザー治療」の3つがあります。

抗VEGF薬での治療は、抗VEGF薬という薬を白目部分から注射で注入し、新生血管の発生や発育を抑制する治療法です。

光線力学療法（PDT）は、新生血管に集まり、なおかつ光感受性のある物質を静脈に注入し、それを目印に新生血管にレーザーを照射することで、新生血管を詰まらせる治療法です。レーザー治療は、強いレーザーを新生血管に照射する治療法で、新生血管が中心窩から離れている場合に選択されます。

Eyes Care

知っておきたい目の病気

［糖尿病網膜症］

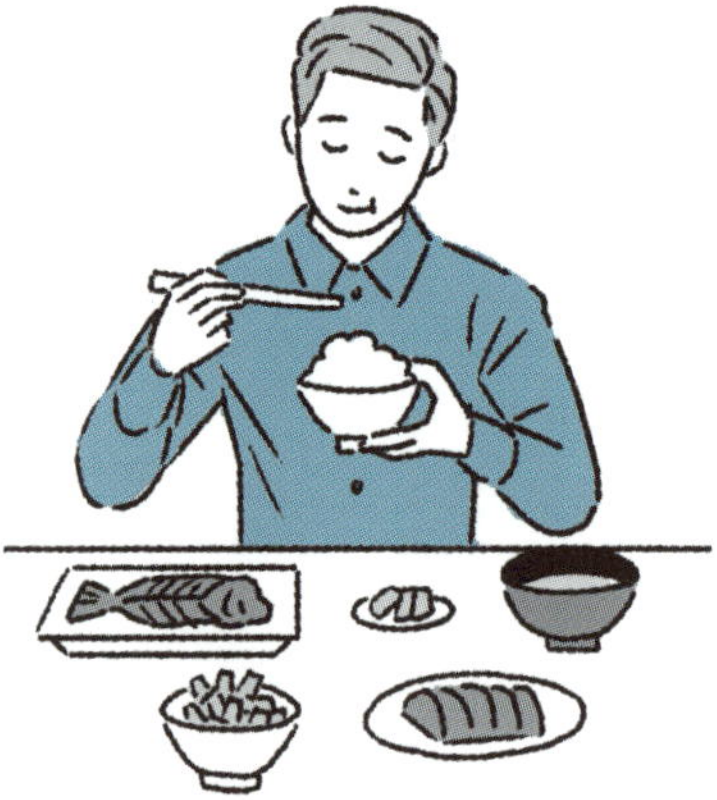

糖尿病網膜症は、知らないうちに進行していて、出血したときにはすでに手遅れということが多い病気です。バランスのよい食事が欠かせません。

視力障害の原因第2位の病気

糖尿病は、血液中の糖の濃度(血糖値)が慢性的に高くなり、体中の血管や臓器にトラブルを起こす病気です。現在、日本での視力障害の原因の第2位となっています。

全身の血管の中でも、目の血管は非常に繊細であるため、高血糖状態が続くと詰まったり破れたりしやすくなります。これによって視力に障害を引き起こすのが糖尿病網膜症であり、神経障害、腎症と並んで糖尿病の三大合併症のひとつとされます。

糖尿病網膜症は、通常、数年から十数年かけてゆっくり進行します。

初期段階の症状は「単純網膜症」と呼ばれ、毛細血管の血流障害により、小さな出血や白いシミができ始めます。ただし、自覚症状がほとんどありません。

中期は、「増殖前網膜症」という症状が起こります。これにより、毛細血管が詰まり始め、網膜が酸素不足に陥ります。出血や白いシミがさらに多くなり、網膜のむくみも起こります。けれども、まだ自覚症状がないことも多く、あっても軽度の視力低下にとどまります。

後期になると、「増殖網膜症」が起こります。血流障害により、詰まった血管を使うのをあきらめて、網膜に新生血管が発生します。新生血管は症状を助けるためにつくられるのですが、実はこれが逆効果。未熟で異常な血管であるため破れやすく、それが増殖することで視力障害を引き起こすのです。

この段階になるとようやく自覚症状があらわれ、飛蚊症《ひぶんしょう》（目の前に黒っぽい浮遊物が見える症状）や、急激な視力低下が起こります。こうなってからあわてて眼科を受診しても手遅れとなり、治療が間に合わず失明するケースもあります。

糖尿病にならないことが最大の予防法

この病気は糖尿病に伴う合併症です。なんといっても、食生活や生活習慣を整えて、糖尿病にならないことが最大の予防法です。

初期段階で症状を改善するには、食事療法や運動療法、薬物療法などで血糖のコントロールをします。

症状が進行してしまった場合は、目の病気が一人歩きを始めるため、糖尿病を管理できても有効な対策とはいえなくなります。

そこで、目のレーザー治療や手術を行うことになります。

レーザー治療では血管の不足した組織を破壊することで、新生血管の発生を抑えます。ただし、低下した視力が戻るとは限らず、場合によってはさらに低下することもあります。

今、日本では、「隠れ糖尿病」と呼ばれる問題が指摘されるようになっています。健康診断では、空腹時に採血して血糖値を測り、糖尿病を診断するのですが、空腹時に病気のレベルまで血糖値が上がるのはかなり進行した状況であるため、軽度の糖尿病が見逃されてしまうという問題です。

「気づいたら手遅れ」にならないように、健康管理はもちろん眼科を定期受診することも大切です。

Eyes Care

目をよくする最強のビタミン

目をよくする食材

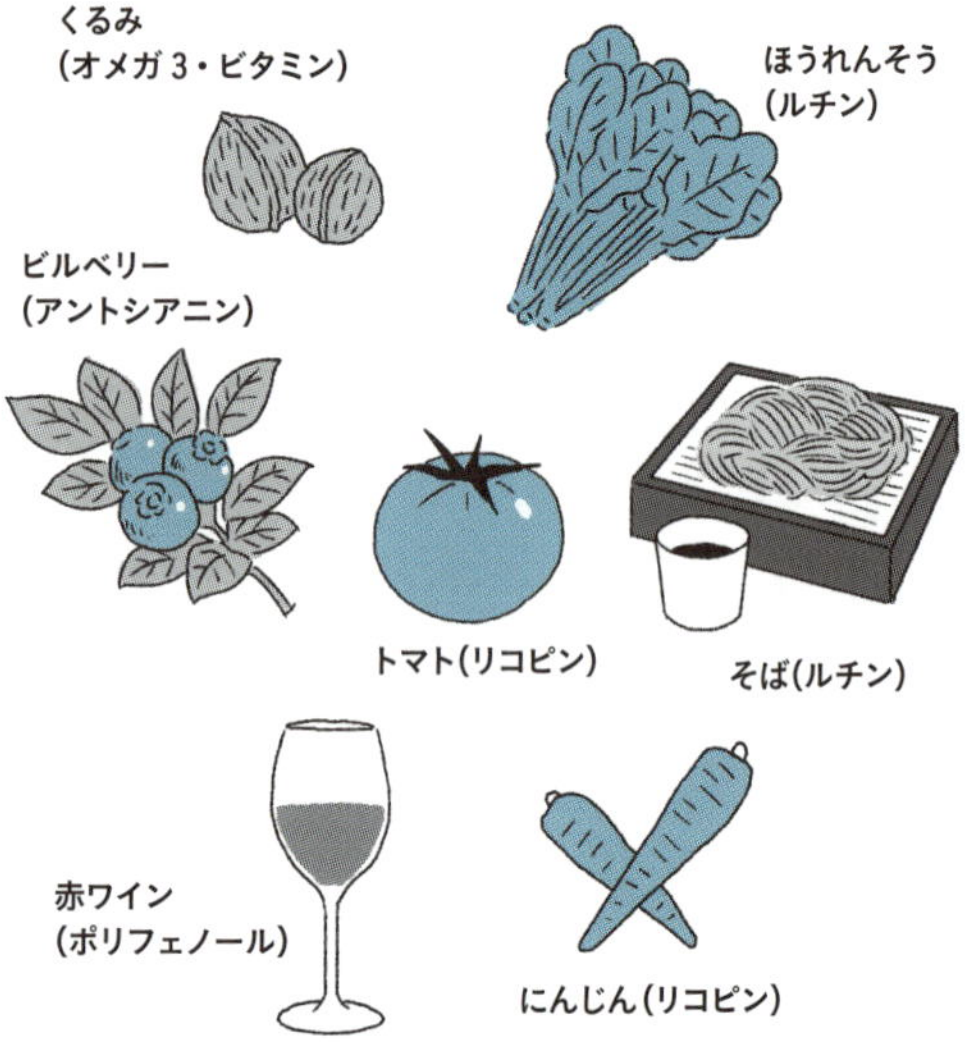

目の老化防止にはビタミンACE（エース）

私たちの体は、日々食べているものでつくられています。そのため、全身の健康を保つには健康的な食生活を心がけるのがいちばんです。以下、目の健康に効く食べものをご紹介します。

まずは、目の老化を抑えるビタミンACE。**ビタミンAは、ものを見るときの明るさを維持してくれる栄養素。**不足すると暗いところでものが見えづらくなる夜盲症を引き起こします。また、粘膜や皮膚を健やかに保つはたらきがあり、目の角膜や網膜の健康を維持する効果があります。鶏レバーや卵黄、にんじん、小松菜、ほうれんそうなどに含まれています。

ビタミンCは、水晶体の透明度を保つ効果があり、粘膜を強くする作用もあります。ピーマンやブロッコリー、かんきつ類、いちごなどに含まれます。

ビタミンEには毛細血管の血流をよくする効果があるため、疲れ目を解消する効果が期待できます。アーモンドなどのナッツ類、アボカド、サケ、イワシなどに含まれます。ビタミンACEは、いずれも体内の酸化を防止し、アンチエイジングにもつながる栄養素。ただし、ビタミンA・Eのとりすぎは、カロリー過多になるので気をつけましょう。

疲れ目にはビタミンB群

ビタミンB群のうち、ビタミンB_1、B_2、B_6、B_{12}は、目の疲労を回復する栄養素です。

ビタミンB_1は卵や豚肉、大豆などに含まれ、目の疲労を回復し、疲れにくい目をつくります。ビタミンB_2は角膜や網膜を健康にし、目の充血を解消してくれる栄養素。レバー、納豆、小麦、しいたけなどからとれます。**ビタミンB_6は、毛様体筋と水晶体の主成分であるたんぱく質の代謝を促すため、老眼対策に効果があります。**マグロ、レバー、バナナなどに含まれます。そして、ビタミンB_{12}は、血液を循環させ、視力低下を予防します。牛乳、チーズ、ウナギなどに含まれています。

抗酸化作用のあるアントシアニン、アスタキサンチン

「ブルーベリーが目にいい」という話をよく聞きますが、これはポリフェノールの一種であるアントシアニンが含まれているからです。**アントシアニンは、網膜が光を受け取る機能を再生させ、ピント調節機能を改善し、明るさの調節にも貢献する**といわれています。とくに眼精疲労に効果的な食べものです。なすやぶどう、紫いもなど紫色の食べものに含まれています。

そして、同じく抗酸化作用があるのがアスタキサンチン。サケやタイ、エビ、カニ、イクラなど、赤色の魚介類に含まれており、強烈な抗酸化の威力はビタミンEの1000倍といわれるほどです。目のピント機能の回復や白内障を予防するほか、全身のアンチエイジングにもってこいの食べものですね。

血液の安定にタウリン

アミノ酸の一種であるタウリンは、貝類、イカ、タコ、カキ、アサリ、ホタ

テなどの魚介類に豊富に含まれます。**肝臓機能の向上や血液安定に貢献し、生活習慣病予防にも欠かせません。**

目の水晶体の濁りを防ぐため、白内障予防に役立つほか、加齢黄斑変性の予防、網膜の障害の改善効果も期待できます。

ちなみにタウリンは水溶性なので、煮物にするときは煮汁ごといただくのがベストです。

ドライアイを解消するDHA・EPA

イワシ、サバ、サンマなどの青魚に多く含まれるDHA・EPAは、血液をサラサラにして、悪玉コレステロールを減らし、動脈硬化やメタボ、心臓疾患などの生活習慣病を防ぐ効果があります。

もちろん目にも有効な栄養素であり、**涙の量を増やしてドライアイを解消してくれる効果があります**。

DHA・EPAともにオメガ3系の脂肪酸で、不飽和脂肪酸といわれ、常温でも固まらない性質があります。これが血液サラサラにつながるというわけですね。なお、エゴマ油やなたね油、亜麻仁油などに含まれるα-リノレン酸は体内でＤＨＡに変換されます。

目の病気に効くレスベラトロール、ルチン、ケルセチン

赤ワインに含まれるレスベラトロールという成分は、アントシアニンと同様ポリフェノールの一種で、強い抗酸化作用を持つため、ピント調節機能を回復してくれ、目の血管を拡張する効果もあります。赤ワインはグラス2杯程度がおすすめ。飲めない人はサプリメントから摂取できます。

そば粉に豊富に含まれるルチンには、加齢黄斑変性の改善効果が期待されています。ルチンは水溶性なので、そばを食べたあとにそば湯を飲むのは理にかなっています。

ぶどう、りんご、みかんなどからとれるケルセチンは、白内障の原因といわれる紫外線から目を守ってくれます。

Eyes Care

パソコンやスマホとは、ほどよく距離を置く

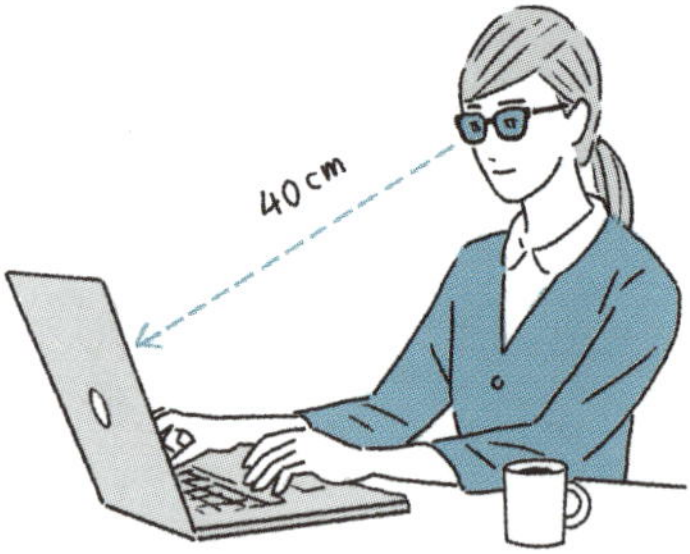

パソコンで作業をするときのポイント

- パソコンを軽く見下ろすように、目の距離を40センチ以上(スマホは30センチ以上)離す。椅子の高さは、肘が90度以上になる高さに。
- モニタは、必要以上に明るく表示させない。
- ブルーライト用の眼鏡を使う。
- パソコンを使うときは、昼間は白熱灯を使う。

ブルーライトはなぜ問題になっている？

ブルーライトとは、380〜500ミリの波長領域にある青色の光のこと。人の目に見える「可視光線」と呼ばれる光の中でも、最も波長が短い部類に入り、エネルギーが強い光でもあります。

ブルーライトというと、パソコンやスマホから発せられる光のことだと理解している人が多いのですが、実はブルーライトは太陽光や白熱灯にも含まれています。

では、なぜパソコンやスマホのブルーライトが問題視されるのかというと、太陽光などは長時間直視することがないのに対して、パソコンやスマホのディスプレイは長時間にわたって見続けてしまいがちだからです。

ブルーライトを長時間目に浴び続けると、人体に悪影響があることが指摘されています。まずはなんといっても目へのダメージです。**ブルーライトは組織透過性が高く、目の奥の網膜にまで達する性質があり、網膜の機能低下につな**

がると考えられているのです。

ほかにも、ブルーライトは波長が短いため、ものに当たると散乱しやすく、ちらつきの原因となり、瞳孔や毛様体筋などピント調節機能を低下させ、眼精疲労や目の痛みにつながりやすいのです。

さらに、ブルーライトは眠気を誘うホルモンであるメラトニンの分泌を抑える作用があります。

人間は本来、朝、日が昇るとともに活動を始め、日が暮れると就寝に向かうという体内時計（サーカディアンリズム）が備わっています。これが狂わされて、睡眠障害や慢性疲労、精神状態の悪化にもつながるおそれがあるのです。

1時間に1回は目を休める

現代人が、日常的にパソコンやスマホに接するようになったのは、比較的最近であり、ブルーライトによる悪影響の全容はまだ明らかになっていません。

ただ、目や全身へのトラブルや障害が懸念されている以上、適切な対策を行っていくべきです。

対策の第一は、パソコンやスマホを長時間同じ姿勢で見続けないこと。パソコンで仕事をしている人などは、最低でも1時間に1回は目を休める必要があります。目の疲れ具合によっては、もっとこまめに休憩を入れるようにしてください。休憩時間にスマホを操作しては、元も子もありません。

窓を開けて遠くの景色を見るのが理想ですが、そこまでしなくても、少し先を見て、パソコンとの距離に固定されたピントを調整するだけでも十分です。

次に、暗いところで見続けないことも大切です。

とくに室内の暗さと、モニタの明るさのギャップが大きすぎると、目には大きな負担となります。できるだけ**モニタの明るさと室内環境の明るさを近づけるようにしましょう**。

照明をつけずに、暗い部屋でパソコンのモニタの光だけを見ているような状態が最悪です。

また、モニタが明るすぎるのも問題です。モニタの明るさを自動的に最適化する設定などをしておけば安心です。

そして、ブルーライトを削減することも対策のひとつ。スマホの画面にブルーライト防止フィルムを貼ったり、モニタの設定でブルーライトを削減したりする方法がありますので、試してみましょう。

近頃は、ブルーライト対策用眼鏡も広く知られるようになってきました。パソコン作業をするとき、スマホを見るときにこうした眼鏡をかける習慣をつけると、疲れ目を軽減する効果が期待できます。

なお、保水タンクがセットされた保湿眼鏡を使ったり、通常の眼鏡に保水カバーを取り付けたりして、目の保湿対策をするのもおすすめです。

〝画面〟と距離を置く

スマホを15センチ程度の近距離で見続けると、焦点が固定化され、まばたきの回数が減って目が乾いてしまいます。

スマホを見るときは、30〜40センチほどの距離を離すように心がけましょう。

小さい画面が見にくいと感じられる場合は、文字サイズを大きくするほか、大きな画面のタブレットに切り替えるのもよいでしょう。

仕事でパソコンなどを使うときは、目とモニタの距離を40センチ以上にします。椅子に深く腰掛け、背すじをのばしておなかに力を入れるのが基本姿勢。キーボードに手を置いたとき、ひじが90度の角度になるようにイスの高さを調整します。

画面に外光や照明が入り込まないように位置を調整することでも、目の負担軽減することにつながります。

そして、モニタを見るときは、見上げるよりも、見下ろす角度が理想です。見上げていると目に力が入りやすく、目を開きがちになります。目の露出面積も増えて乾燥するため、疲れ目やドライアイの原因となるからです。

作業中には、前述したように目の休憩時間が重要ですが、このとき観葉植物を見るのもおすすめです（↓154ページ）。やや遠くにおいて眺めることで、目の周りの筋肉をほぐす効果があります。

Eye Care

目を守るためのライフスタイルが全身を守る

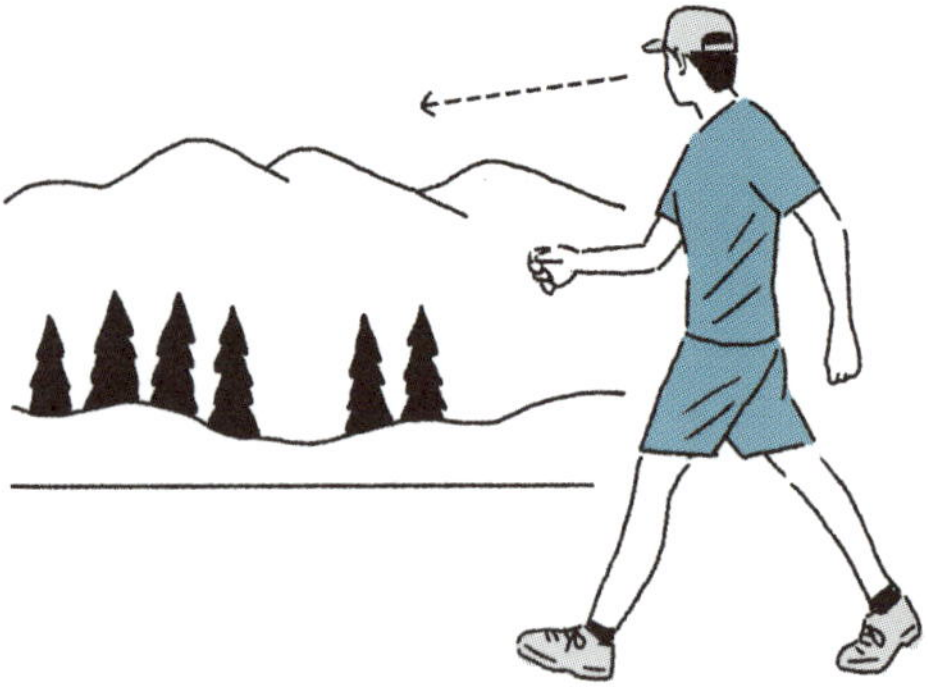

スポーツ観戦やウォーキング、ときどき
外を眺めることで眼トレになる。

よい目も食事から

PART1でお伝えしたように、目の健康は全身の健康と大きく関わっています。つまり、日常的な習慣が乱れると、生活習慣病の原因になるだけでなく、目のトラブルにも直結するということです。

まずは、食事のバランスが偏っていないか、いつも脂っこい食べものや炭水化物をとりすぎていないかチェックしてみましょう。脂っこい食べものばかり食べていると、血液がドロドロになり、目にもドロドロの血液が運ばれることになります。これにより、**酸素や栄養が十分に運ばれず、目の筋肉や各組織のはたらきにも悪影響を及ぼします**。

野菜や果物も含めて、毎日バランスのよい食事をとり、食事の栄養が目に行き渡るようにしましょう。糖尿病や糖化は目の健康にとって重大なリスクとなります、規則正しく、腹八分目（あるいはそれ以下）を心がけましょう。

理想的な食事の割合は、朝5：昼3：夜2です。朝食に重きを置くのは、朝から昼にかけてエネルギーの消費量がもっとも高まるからです。そして夕食を軽めにすると、消化吸収のために使われるエネルギーを抑え、目や体の組織を修復したり再生したりすることにつながります。

ちなみに、適度な飲酒はアンチエイジングの効果もありますが、飲みすぎには要注意。喫煙は血流障害を起こすだけでなく、さまざまな病気のリスクを高めますから、百害あって一利なしですよね。

スポーツ観戦で眼トレ

日常生活では、スマホやパソコンの使いすぎ、テレビの見すぎを解消して、外に出る機会をつくってみましょう。たとえば、サッカーや野球などのスポーツを観戦するのもよいでしょう。グラウンドに目を向けてボールやプレイヤーの動きを追いかけるだけでも眼トレの効果があります。

実際にボールゲームなどのスポーツをすることでも、動体視力を鍛えるトレーニング効果が得られます。そこまでハードなスポーツができないという人は、散歩やウォーキングなどをするだけでも十分です。

ただし、紫外線が強い日中の外出は避け、外出する場合はサングラスや帽子、日傘などで紫外線を防止するのを忘れないようにしましょう。

定期的に健康状態をチェックする

定期的に健康診断を受けて、自分の体の状態をチェックしましょう。血管年齢、脳年齢、筋肉年齢、骨年齢、ホルモン年齢などがどうなっているかを確認して、問題があるところは改善を図っていくことが大切です。

健康診断では眼底検査が行われることも多いのですが、目に関してはそれ以上の検査をしていない人が多いと思います。

眼科ドックは眼科で受診し、目に限定したさまざまな検査を行うものです。「目の4大生活習慣病」と呼ばれる白内障、緑内障、加齢黄斑変性、糖尿病網膜症などは、眼科ドックの受診で病気が判明するケースもよくあります。

40代になったら1年に1度を目安に、眼科ドックの受診をおすすめします。

Eyes Care

目を疲れさせない部屋づくり

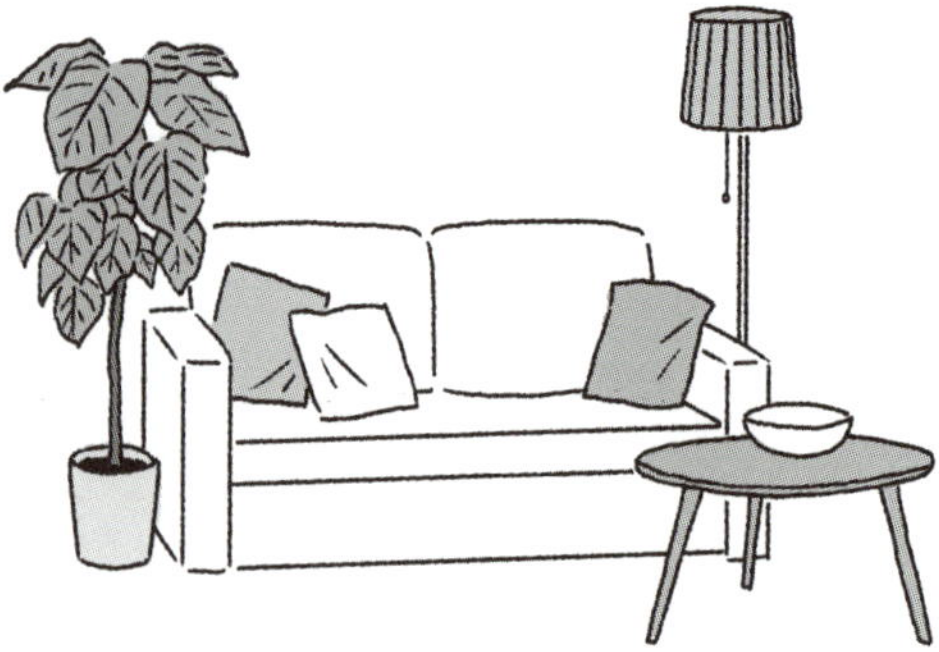

年齢別、活動別に応じた照明を工夫しましょう。光の波長が中間の位置にある緑色は、疲れにくい色。室内に緑色の観葉植物をおくと、毛様体筋がリラックスします。

照明は年齢に応じて変える

子どものころに「暗いところで本を読んだらいけません」と注意された経験を持つ人は少なくないはずです。

暗くなると瞳孔が開き、近くを見るためには瞳孔が縮みます。暗いところで本を読むと、目は両方の作用を行うことになるので、負担がかかり疲れやすくなります。基本的に、照度が高いほうが視力が高くなり、作業効率も上がることがわかっています。これは単純に**昼間の自然光のほうが、ものが見えやすいということ**。昼間は目を使う活動を行い、夜は眠りにつくのが体にとってベストといえます。しかし現実には、日の入りとともに活動をやめられるとは限りません。

そこで、照明の工夫が必要となります。基本は室内全体を明るくすることです。暗い部屋の中で、手元だけを照らす局所照明は、目が疲れやすくなるのでやめたほうがよいでしょう。

一般的に、20歳を基準にすると、必要となる照度は50歳で2・4倍、60歳で3・2倍になるといわれています。あまりにまぶしすぎる照明は、不快感がありますが、年齢に応じて部屋の照明を見直すことが大切です。仕事などをするときは全体的に照明を明るくしてデスクライトを併用する。一方でリラックスしたい時間帯には間接照明に切り替えるなどの工夫も有効といえます。

深い睡眠をとるためにできること

人間の心と体は、睡眠中に疲労回復やホルモンの分泌、細胞の修復などを行っています。ですから、目の健康のためにも毎日十分な睡眠時間をとることが必須です。夜、ベッドに入ってからも眠りにつく直前までスマホを見続ける人が多いのですが、この習慣は目に悪いだけでなく、寝つきを悪くします。**ブルーライトの強烈な光が、脳を覚醒させて、体内時計を狂わせてしまうからです。**

できればスマホは寝室に持ち込まず、持ち込んだとしても枕元には置かないようにするなどの自衛策を講じることが大切です。

また、私は睡眠の質と体内時計の精度を上げるために、カーテンを開けたまま寝ることを習慣にしています。朝、太陽光を浴びると、メラトニンの分泌が抑制され、14～16時間後に分泌が促されるようになり、熟睡できるようになるのです。カーテンを開けるのが難しい環境であれば、朝起きてから朝日を浴びる習慣をつけるのもよいですね。

乾燥こそは目の大敵！

室内の乾燥は目にとっての大敵であり、ドライアイの原因にもなります。とくに乾燥が厳しい冬場は、加湿器などで室内の湿度を一定に保つように心がけましょう。**目や肌にちょうどよい湿度は45～55パーセント。**それ以下になると、肌も目も乾燥してくるので要注意です。

また、暖房や冷房の風に直接あたるとドライアイの症状が悪化します。室内では風にあたらない位置で過ごすことが基本です。

Eye Care

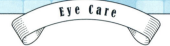

目薬は眼科で処方してもらったものを使う

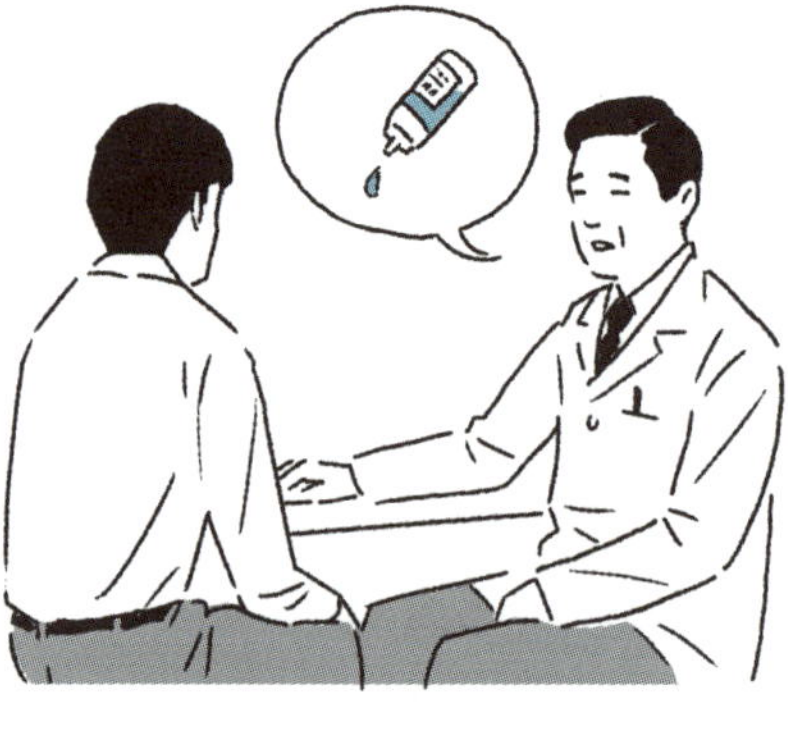

点眼薬は眼科医処方のものを選ぼう。
効率よく目のトラブルを解消できる。

防腐剤が入っているものは使わない

「目が疲れやすい」「アレルギーで目がかゆい」「充血しやすい」などの理由で、日常的に目薬のお世話になっている人も多いと思います。

ただ、ドラッグストアに行くと、さまざまな種類の目薬が並べられていて、どれを選んだらよいのか悩むという声もよく聞きます。

市販の目薬を選ぶときは、まずは、防腐剤が多量に添加されているものを避けることです。防腐剤は、細菌やカビが繁殖しないように添加されています。これが、角膜を傷つけるおそれがあるのです。

塩化ベンザルコニウム、**クロロブタノール**、**パラベン**といった防腐剤がよく使われていますが、とくに塩化ベンザルコニウム入りの製品は避けたほうが無難です。使用されている成分は目薬の外箱に表示されているので、チェックしてみましょう。

近頃は、「防腐剤フリー」をうたう製品も増えてきました。ただ、防腐剤フリーということは、長持ちしないという意味でもあります。使い古した目薬をさすことで、雑菌を目に入れてしまうことにもなりかねません。

防腐剤フリーの目薬に限らないことですが、決められた使用期間を守るのが基本です。薬箱などに長期間とっておいたり、古くなった目薬を使用したりするのはやめましょう。また、高温となる場所や日光に当たる場所には保管せず、冷暗所に保管しておくことも大切です。

血管収縮剤入りのものは使わない

次にお伝えしたいのが、血管収縮剤が入っていない目薬を選ぶということです。血管収縮剤は、「目の充血に効く」という目薬の多くに入っています。

具体的には、**塩酸ナファゾリン**、**塩酸テトラヒドロゾリン**、**塩酸フェニレフリン**などがあげられます。成分表を見て確認してみましょう。

目の充血が気になるときに、血管収縮剤が入った目薬をさすと、たしかに一時的に血管が細くなるため、充血が治まります。

しかし、目には血液からの栄養が必要となるため、しばらくすると再び血管は太くなります。これを繰り返しているうちに、**しだいに目の血管そのものが太くなり、目薬が効かなくなってきます**。結果的に、目薬をさしたことで、かえって充血が悪化してしまうことがあるのです。

血管収縮剤は、いわば「臭いものにフタ」をしているだけで、充血の原因となる炎症そのものを解消してくれるわけではありません。

目の充血がどうしても治まらないときは、眼科で点眼薬を処方してもらうのをおすすめします。

成分表示が少ないものを選ぶ

血管収縮剤に限らず、目薬は成分表示の少ないものを選ぶのがコツ。成分が多ければ、防腐剤の量も増えてしまうからです。

成分の少ない目薬を選ぶためには、目のトラブル全般に対応した製品ではなく、「疲れ目の場合は、疲れ目に効くビタミンB_{12}入りのもの」など、**ピンポイ**

ントで効く成分が多く入ったものを選ぶとよいでしょう。

涙に近い成分の目薬を選ぶというのもポイントです。最近では、「人工涙液タイプ」と表記された製品も販売されています。

なお、目がすっきりする目薬にはメントールという成分が入っていることがあります。メントールは清涼感をもたらすだけで、目の症状を改善してくれるわけではありません。

しかも、メントール入りの目薬の多くには防腐剤が入っているので、使いすぎると角膜を刺激しかねません。どうしても使うのであれば、適量にとどめておくべきです。

2滴以上目薬をさすのは、逆効果

目薬をさすときは、**1回につき左右1滴ずつ**が原則です。目に目薬や涙を溜めておける量は約0・03ミリリットル。これに対して目薬1滴の量は約0・05ミリリットルですから、1回に2滴、3滴とさしたところで、無駄になってしまうのです。

むしろ目からあふれた目薬の刺激で、目の周りの皮膚が炎症を起こしてしまうこともあるので要注意です。

1日に目薬をさす回数は、説明書の限度量にしたがってください。限度量を超えての使用は、やはり逆効果となります。

目薬をさす前は、まず手を石けんでよく洗いましょう。洗い終わってから容器のキャップを開けます。

目薬をさすときは、下まぶたを軽く引き下げるとやりやすいと思います。目の中央から下に向けて点眼するのがポイントです。このとき、容器がまつげやまぶたに触れないようにします。

さした後には目を閉じてしばらくじっとしています。これによって、無駄なく目の全体に目薬を行き渡らせます。

目をパチパチさせると、目薬が鼻やのどに流れていってしまいます。また、さした直後に目をこするのもNGです。

COLUMN 2

目に効くお茶を飲んでリフレッシュ

お茶の中には、目と全身の健康に効くものがあります。いくつかご紹介しましょう。

○**カモミール茶**　安眠やリラックスを促し、白内障の予防に効果があるとされています。また、カマズレンという成分に抗炎症効果、カマメロサイドに抗糖化作用があり、糖化を防ぐ効果もあることがわかっています。

○**緑茶**　苦み成分であるカテキンには、強い抗酸化作用があり、体の老化を防ぎます。また、目のむくみや疲れを解消してくれる効果があります。

○**菊花茶**　菊の花を乾燥させたお茶。中国では昔から目の疲れに効くお茶として飲まれてきました。目の炎症を抑えるクリサンテノンや、目の角膜、網膜を正常に保つビタミンAがたっぷり含まれています。眼精疲労を解消する効果がありますので、パソコンやスマホで目を酷使している人にぴったりです。

○**メグスリノキ茶**　「目薬の木」と呼ばれるカエデ科の木の葉を煎じたお茶。古くから目の洗眼薬として使われてきました。かすみ目や眼精疲労に効果があります。

PART 3

体の外側から目をよくする

Eyes care

Eyes Care

目が ショボショボする ときは温める

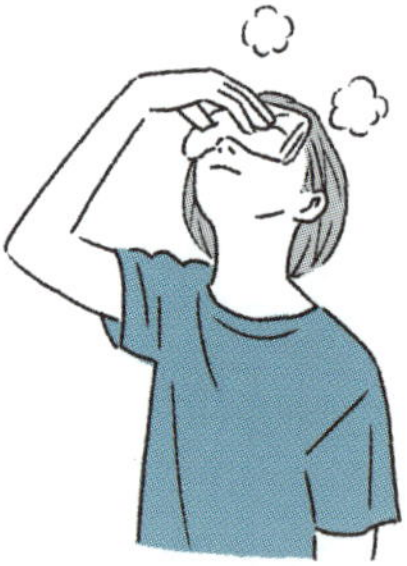

ホットタオルで温めケア

1. 水に濡らしたタオルを固く絞る。
2. 電子レンジ（500W）で1分加熱。
3. タオルを広げてやけどをしない温度であるかを確認。
4. タオルをたたんで目の上に載せる。

ホットタオルの熱が冷めてきたら、電子レンジで温め直して使用します。電子レンジがないときは、市販の温まるアイマスクでも代用できます。

保湿性の高いスキンケア用を肌になじませて

年齢とともに、目の周りがショボショボして目が小さくなったように見えるのは、さまざまな原因が複合的に関係しています。

まずは、まぶたや目の周りをこすったり引っ張ったりするのをやめましょう。摩擦は、まぶたが伸びてたるむ原因となるからです。

肌の乾燥も、目の周りをやせさせることにつながります。肌を老けさせないためには、常に保湿を意識しましょう。

女性は、朝一度だけ化粧水をつけるのではなく、1日に何度か補うようにすると効果的です。化粧水や乳液、美容液は保湿成分の高いものを選ぶようにしてください。保湿成分が高いものとしてはヒアルロン酸やコラーゲンなど、肌が持っている保湿成分を補うものがよく使われています。

ただし、単に使うだけでなく、肌にしっかり浸透させないと効果がありません。**しっとりなじませるように手で押さえる**のがポイントです。

ビタミンC誘導体入りのスキンケア用品は、美白効果があるとされます。また、オリゴペプチド入り配合のものは、保湿性が高く、美肌効果があるといわれます。

もっとも、肌に合うかどうかには個人差があるので、よくチェックしてから使うようにしましょう。

ホットタオルでリフレッシュ！

寝ている間に頭部に水分がたまり、まぶたがむくむという人がいます。むくみを放っておくと、まぶたのたるみが進行するおそれがあります。

また、長時間のパソコンやスマホ作業で、目が疲れてしょぼしょぼしてしまったというときは、目を温めてリラックスすることが大切です。

具体的には、濡れタオルを温めてつくるホットタオルを目にあてます。**目と目の周りの毛細血管の血流が促され、老廃物も排出されるので、目の周りの皮膚の代謝もよくなり、目が元気を取り戻すというわけです**（↓１６６ページ）。

　また、目に必要な油脂を分泌するマイボーム腺に油が詰まり、涙が乾きやすくなることで起きるドライアイも解消できます。その他、疲れ目や初期老眼、かすみ目にも効果的です。

　一方、**目が充血していて炎症がある場合は冷えタオルで冷やすほうが効果的です。血管や筋肉を収縮させ、元に戻ろうとする自己調整機能を回復させます。**充血のほか、日焼けやアレルギー性の腫れやかゆみの一時的な緩和、傷などの痛みにも効果があります。ただし、効果は一時的なものですから、習慣的に目を冷やすのはおすすめしません。

　冷えタオルは、水で濡らして絞ったタオルを冷蔵庫や冷凍庫で冷やしてつくります。

　急いでつくりたい場合は、氷水につける、冷凍庫の急速冷凍機能などを使いましょう。

Eyes Care

ナチュラルなアイメイクが目を若返らせる

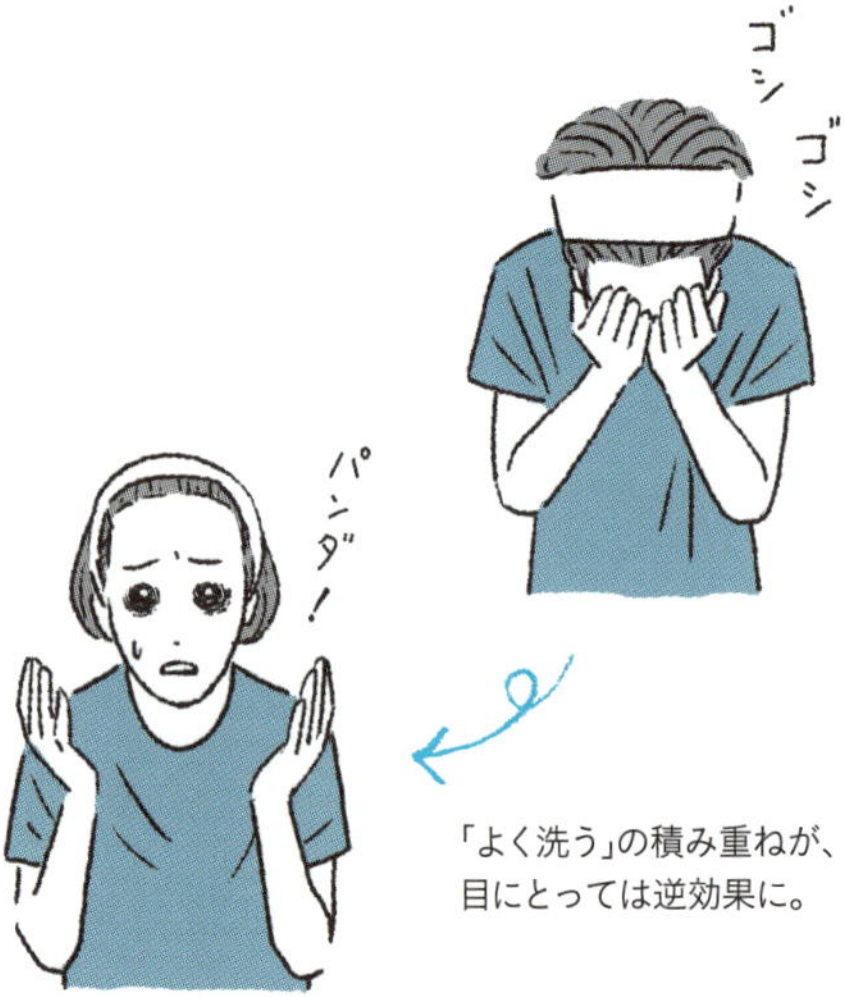

「よく洗う」の積み重ねが、
目にとっては逆効果に。

濃厚なアイメイクは、ドライアイの原因に

人の顔の印象は、目の周りによって大きく変わります。そのため、目の周りをぱっちりメイクしておしゃれを楽しむ女性が少なくありません。

けれども、女性はアイメイクによって目の健康を害しているケースが多々あります。というのも、人は加齢に伴ってまつげの周りのマイボーム腺が詰まりやすくなるからです。

マイボーム腺とは、まぶたの上下のふちに並んでいる小さな分泌腺のこと。ここから分泌された油脂成分が涙の表面を覆い、眼球の表面に油の膜をつくり、涙が蒸発するのを防いでくれています。

マイボーム腺が詰まりやすくなると、油脂成分が分泌されにくくなり、そのせいで涙が乾きやすくなり、ドライアイの原因となります。

ただでさえ、中高年になるとマイボーム腺が詰まりやすくなるのに、アイメイクでマイボーム腺の出口をふさいでしまうと、ますます目が乾燥しやすくな

ります。さらに、マイボーム腺を炎症させてしまうおそれもあります。

とくに最近の高機能の化粧品は、崩れにくいがゆえに、目には大きな負担となっていることがあるのです。

目の周りはラップを扱うイメージでメイクを落とす

ばっちりメイクは、マイボーム腺に負担をかけるだけではありません。ばっちりメイクしている人の目を調べると、マスカラやアイシャドウ、アイラインの粉が涙の中に浮いていることがあります。

この状態が続くと目の表面が炎症を起こして充血し、白目の表面に水がたまる結膜浮腫《けつまくふしゅ》という症状につながったりするおそれがあります。

また、ばっちりメイクを長年続けているとまぶたの皮膚にも大きな負担がかかります。そのせいで、まぶたの皮膚がシワシワになったり、炎症を起こしてブツブツができたりすることもあります。これでは、せっかくのメイクが逆効果です。メイクをしたあとには、しっかり落としてあげることが大切。ですが、過剰にメイクしているぶん、強い力を入れないとなかなか落ちません。

目の周りの皮膚は、ほかの部位の3分の1ほどの薄さ。本来は**ラップを扱うようなイメージでやさしく触れないといけない**のに、ごしごしこすり続けていると、その刺激が皮膚を一気に老化させ、目のしわやたるみを加速させてしまうのです。

さらに、メイク落としのクレンジング剤には界面活性剤が入っているものが多く、これもまた皮膚に負担をかけます。

以上を踏まえると、お湯などでも落ちやすいような負担が少ないナチュラルメイクが理想です。あるいは、目に負担がかからないようなメイク落としを選ぶなどの投資も必要でしょう。

休日はメイクをお休みして、目の周りをケアするなどの工夫も大切です。

エクステは目の大きな負担

まつげにたっぷりマスカラをのせたり、まつげのエクステをつけたり、つけまつげやまつげパーマなどでおしゃれを楽しむ女性も多いのですが、これらも目の健康を考えると、やはりおすすめはできません。

そもそもまつげは加齢とともに抜けやすくなるのですが、そこにエクステやパーマなどで負担をかけるのですから、ますます抜けやすくなり、将来的にまつげがなくなることになりかねません。

また、エクステやつけまつげがこすれて目に傷をつけている人も多いですし、外れて目に入ってしまうケースも多々あります。

まつげにパーマをするくらいなら、**まつげを伸ばすような目元美容液を塗ったほうが断然よいといえます**。こうした美容液にはさまざまな種類がありますので、自分に合ったものを選ぶとよいでしょう。

目の洗いすぎはトラブルの元

小さなカップに洗顔液を入れ、それに目をつけてまばたきしながら目を洗うタイプの商品があります。

これを使うのであれば、洗顔が終わってからです。メイクを落とさないまま目を洗うと、マスカラやアイシャドウなどの汚れが一緒に目の中に入ってしまいます。

ただし、本来**目はそんなに頻繁に洗う必要はありません**。洗いすぎると、目を守っている涙液の中のムチン層が荒れてしまうからです。

また、防腐剤入りの洗顔液に目をつけすぎていると、炎症や充血の原因となり、目を洗っているつもりがかえって目のトラブルを招くことにもなりかねません。

では、洗顔液ではなく水道水で洗えばいいのかというと、実はこれもＮＧ。水道水は塩素を含むので、目へのダメージがありますし、強めの水圧で洗うと目を痛めることにもつながります。

基本的に、**目の汚れは涙で流し出すか、ドライアイ用の目薬で防腐剤が入っていないものを使って洗い流す**のがおすすめです。

Eyes Care

紫外線対策には サングラスが 必需品

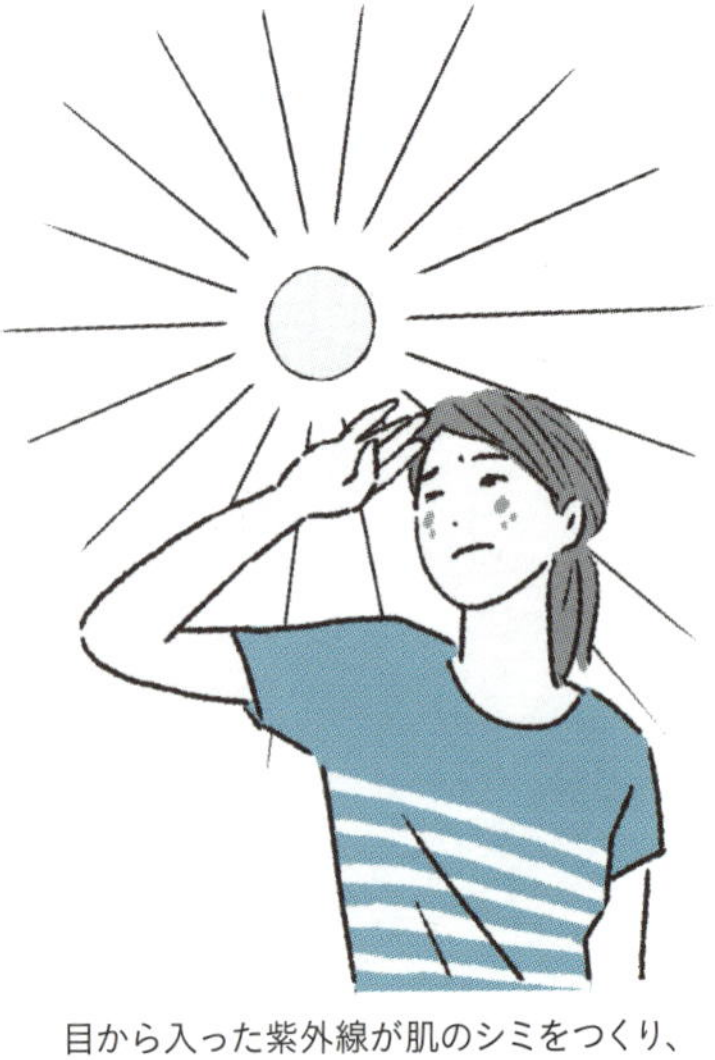

目から入った紫外線が肌のシミをつくり、
老眼を進める

やはり目にもよくない紫外線

太陽光線は、大きく紫外線（UV）、可視光線、赤外線（IR）の3つに分けることができます。この中で、もっとも人体の老化に作用するのが紫外線です。**紫外線を長年浴び続けることで、肌のシミやシワ、たるみなどが引き起こされることを光老化《ひかりろうか》といいます。**

紫外線は、波長の長さによってA波、B波、C波に分けられます。そのうち、地上に届くのはA波とB波の2種類です。

日光浴などで肌をヒリヒリするくらい真っ赤に日焼けさせたり、水ぶくれの原因になったりするのが紫外線B波。強いエネルギーがメラニン組織の生成を促し、シミや黒ずみなどの色素沈着を引き起こすほか、肌の細胞を傷つけたり、炎症を起こしたりして皮膚ガンの原因にもなります。

ただし、B波は地上に到達する量が全紫外線の10パーセント程度と少なく、波長が短いため窓ガラスを通過することができません。

一方で、A波は肌を黒くさせるような日焼けは起こさず、肌への急激な変化は見られません。そのため影響が少ないように思えるのですが、**波長が長いため、肌の奥深くまで到達し、時間をかけてシワやシミの発生に関わる**ことがわかってきました。

しかも、A波はB波の20倍以上も地上に降り注いでおり、窓ガラスや雲も通り抜けてしまうため、曇りの日でも室内にいても対策が必要となります。

つまり、目もとの皮膚の若々しさを保つには、紫外線A波、B波ともに防ぐことが大切なのです。

目の紫外線対策が欠かせない

女性の多くは、肌の紫外線対策として、すでに長袖の服を着たり、日傘を使用したり、日焼け止めクリームを塗るなどを行っていると思います。

それに加えて心がけていただきたいのが、目の紫外線対策です。というのも、目から入った紫外線が肌の日焼けにつながることもあるからです。

マウスを使った実験によると、目から入った紫外線によって、全身のメラニン色素の量が増え、肌が日焼けし、肌の老化にもつながることが報告されています。いくら肌の日焼けを予防しても、目を紫外線から守らないと元も子もなくなってしまいます。

目を守るためには、サングラスを着用することが望ましいでしょう。**サングラスは紫外線カット（UVカット）のものを選ぶ**ようにしましょう。近視用の眼鏡やコンタクトレンズにもUVカット機能付きの商品が増えてきましたので、それらを選ぶのもおすすめです。

コンタクトレンズは黒目だけをカバーするので、UVカットのサングラスを併用すると効果的。さらに日傘や、帽子を活用すると万全ですね。

紫外線が引き起こす目の病気

ところで、紫外線は肌の日焼けにつながる以外に、目の組織にも悪影響をもたらします。以下に、主なものをあげます。

❶ 目の老化が進む

金沢医科大学眼科学講座の佐々木洋主任教授らの研究チームが行った疫学調査によると、紫外線が目の老化につながることが明らかにされています。

太陽光から注がれる紫外線量が日本の2倍にもなるタンザニアでは、子どもの目の紫外線被ばく量が日本の子どもの実に3倍以上にもなり、瞼裂斑《けんれつはん》という目の疾患を発症している子どもが日本の子どもの4倍以上にも上ることがわかりました。

また、タンザニアでは40代の10人に1人が低視力に陥り、50歳以上の中高齢者にいたっては失明している人や視力が極端に低下している人が多いことがわかっています。

アフリカの人は視力がいいというイメージがありますが、実は視力がよいのは子どものころだけで、成人以降になると日本人のほうがむしろ視力がよいという結果が出ているのです。

❷白内障のリスクが高まる

紫外線の浴びすぎが白内障発症の大きな原因とされています。たとえば、紫外線の多い赤道直下の住民は、紫外線の少ない北欧の住人と比較して、白内障になる年齢が20年近くも早いという疫学的データがあります。

また、前述の佐々木教授の調査によると、石川県民と沖縄県民を比較したときに、後者のほうが白内障になる年齢が早いことが明らかにされています。

❸角膜炎を起こす

目に大量の紫外線を集中的に浴びると、黒目の表面が傷つき、炎症が起こります。これは紫外線角膜炎という症状で、スキー場などで白い雪に反射して起こる、いわゆる「雪目《ゆきめ》」と呼ばれる症状です。

また、角膜炎以外にも、黒目（角膜）部分に白目（結膜）部分が侵入してくる翼状片《よくじょうへん》なども発症しやすくなるとされています。

Eyes Care

やさしい 3つの「クマ」対策

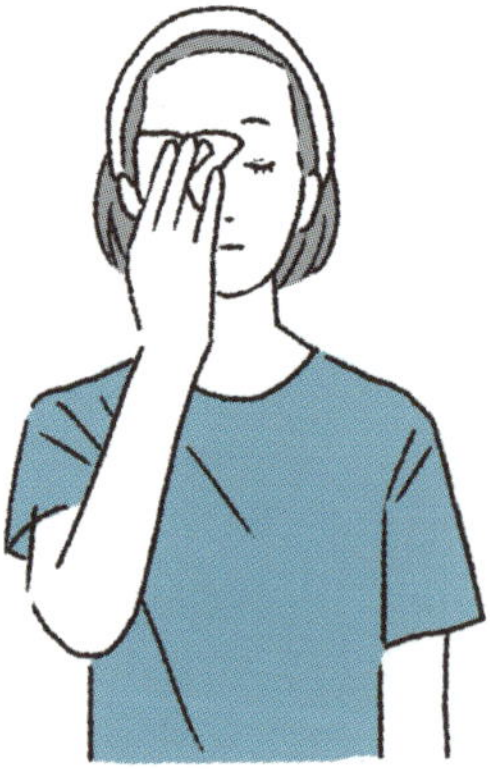

茶クマは、乱暴なメイク落としが原因。コットンを目元に約30秒おいた後、やさしくなでるようにして落として。

目のクマには3タイプがある

PART1で、目は全身のコンディションを表しているとお伝えしましたが、体の疲れが目に表れるというのは、あなたも日常的に実感していると思います。

そのもっともわかりやすい例が目の「クマ」です。

すぐにクマができてしまう、メイクをしてもクマを隠しきれないと、悩む女性は少なくありません。このクマは、色によって「青クマ」「茶クマ」「黒クマ」の3タイプがあります。それぞれ、異なる原因によって生じます。

❶スマホの使いすぎできる青クマ

血流障害によって起こるクマです。血液の循環が悪くなり、血中の酸素が不足すると、血液が黒みがかった色になります。それが、透けて見えると青クマになるというわけです。

青クマはパソコンやスマホを使いすぎたり、睡眠不足が続いたりするとできやすくなります。**蒸しタオルなどで目の周辺を温めることで、血液循環を促すのが効果的です。**

❷強い刺激でできる茶クマ

色素沈着によって起こります。目をこすりすぎたり、刺激の強いメイクを続けていたり、紫外線や乾燥の影響によって生じます。

できるだけ目の周りをこするのをやめ、**保湿ケアや美白ケアのコスメを使用するほか、紫外線を予防することが大切です。**

まぶたや目の周りをこすると、まぶたの腱や肌内部の弾性繊維《だんせいせんい》とも呼ばれるエラスチンという成分を痛めてしまうため、まぶたが垂れ下がる眼瞼下垂《がんけんかすい》の原因ともなります。

❸皮膚の老化でできる黒クマ

たるみで目の下に影ができた状態です。皮膚の老化が進むことで、出てくるようになります。

目に力を入れて、「開く」「閉じる」を繰り返す「グー・パートレ」（↓56ページ）を行うと、目のピント調節を行う毛様体筋をほぐし、目の周りにある眼《がん》輪筋《りんきん》を鍛えることができます。

これにより、黒クマが解消できるだけでなく、眼輪筋の衰えでできてしまう目袋（目の下にできるたるみ。脂肪が飛び出した状態）も解消できます。

コンタクトレンズを使うときに注意したいこと

まぶたが垂れ下がる眼瞼下垂は、コンタクトの着脱によっても起こりやすくなります。とくにレンズを外すときに、まぶたを強く引っ張ると、まぶたを持ち上げる筋肉のひとつであるミュラー筋を痛めることにもなります。

上まぶたは触らないようにして、下まぶたを軽く引っ張って視線を上げた状態でレンズを付け外ししましょう。白目の部分で付け外すことで、黒目の炎症を防ぐことができます。

せっかくコンタクトレンズの話が出てきたので、カラーコンタクトレンズについてもお話ししておきましょう。

おしゃれのためにカラコンを使うことは否定しません。良質のレンズを正しく使うぶんには問題ないと思います。ただし、インターネットや雑貨店などで買える海外製の商品の中には、粗悪品も混じっています。

なかには、目にダメージを与える着色料が溶け出すようなものや、酸素透過性がほとんどないようなレンズもあります。

こうしたレンズを安易に使用することで、目の炎症を起こしたり、アレルギーを起こしたりするリスクも高まります。

コンタクトレンズはあくまでも医療機器です。眼科で医師の処方を受けたうえで購入するのが原則です。

また、装用期間を守ったり、きちんと消毒したりするなど、使用上の注意をきちんと守るように心がけましょう。

8ページ

全体を見てから、詳細へ。視線を動かして、脳と目の筋肉を鍛えます。

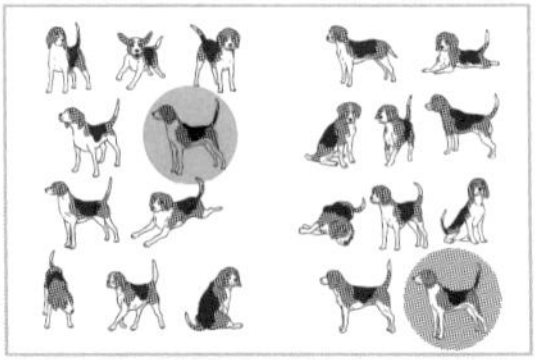

10ページ

4か所

目で見たものを脳で構成して理解する能力を鍛えます。色覚が弱い人は見にくいことがあります。

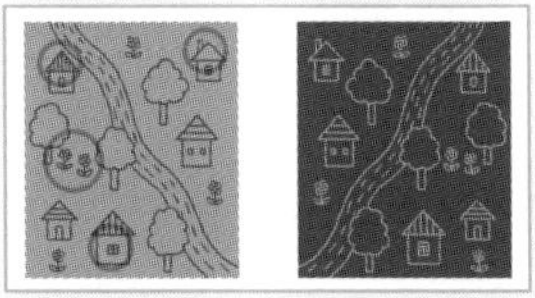

12ページ

真ん中の矢

まぎらわしい情報(絵)から、適切な情報(絵)をとるトレーニングで、目と脳を刺激します。

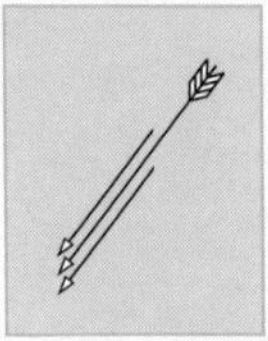

2ページ

目で全体を把握する能力、目で文字を把握する能力を鍛えます。

4ページ

4か所

目で見たものを脳で構成して理解する能力を鍛えます。

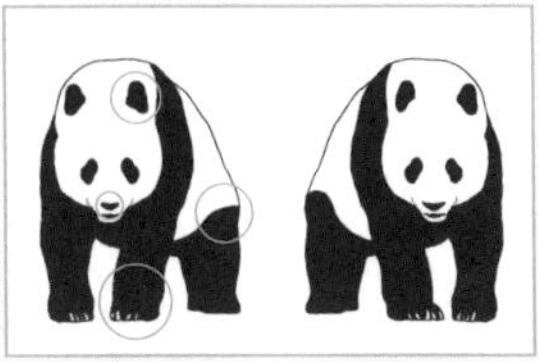

6ページ

全体を見てから、詳細へ。視線を動かして、脳と目の筋肉を鍛えます。

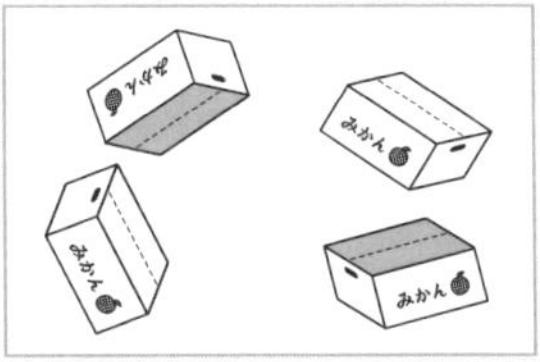

●18ページ

手前のネコ

背景や奥行きで、見え方が変わってきます。

脳は、風景や経験から視覚情報を判断・処理しています。

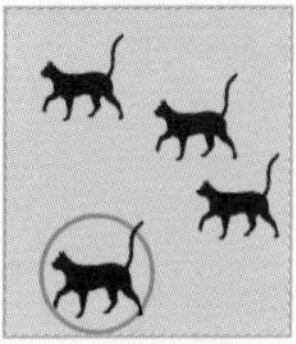

●19ページ

日比野佐和子先生

情報(絵)が欠けていても、脳がイメージを補完しています。脳内視力のトレーニングです。

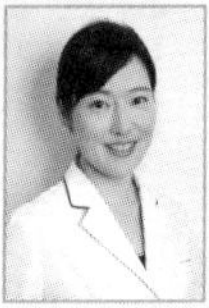

●20ページ

13匹

まぎらわしい情報(絵)から、適切な情報(絵)をとるトレーニングで、目と脳を刺激します。

●21ページ

23個

目で把握して細かいものを判別する能力を鍛えます。

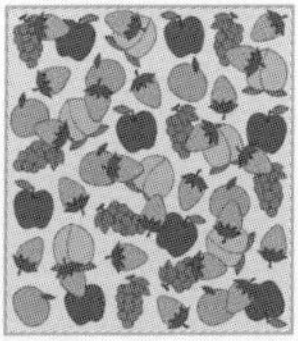

●13ページ

まぎらわしい情報(絵)から、適切な情報(絵)をとるトレーニングで、目と脳を刺激します。

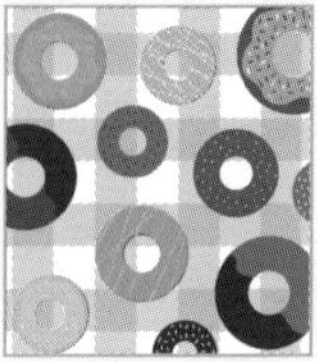

●14ページ

順番に色を見ていくことで、色彩感覚を鍛えます。

●16ページ

全体を見てから、詳細へ。視線を動かして、脳と目の筋肉を鍛えます。

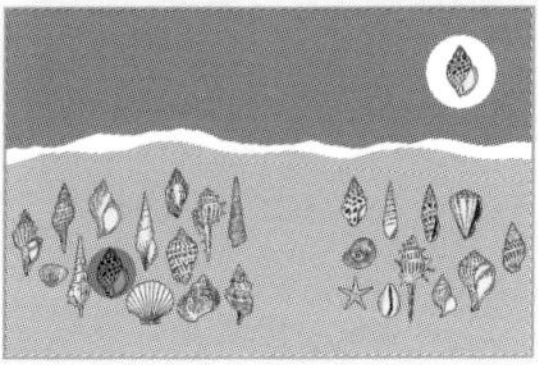

30ページ

目の動きをスムーズにして、同時にものの名前と形を認識することで脳を刺激します。

32ページ

目をスムーズに動かす能力を鍛えます。

34ページ

どちらも同じ大きさ

同じ大きさのものでも、背景や奥行きで見え方が変わってきます。脳は、風景や経験から視覚情報を判断・処理しています。

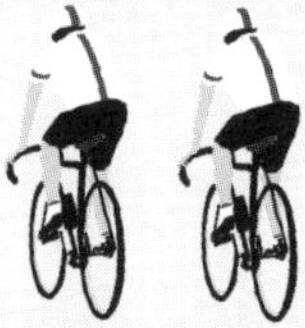

36ページ

全体を見てから、詳細へ。視線を動かして、脳と目の筋肉を鍛えます。

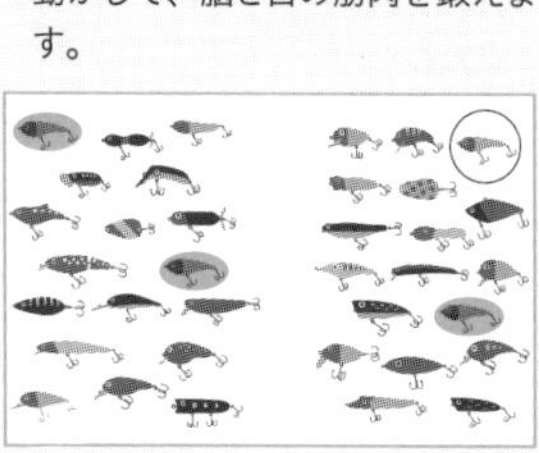

22ページ

チーター、フクロウ、キツネ、ライオン、オオカミ

まぎらわしい情報（絵）から、適切な情報（絵）をとるトレーニングで、目と脳を刺激します。

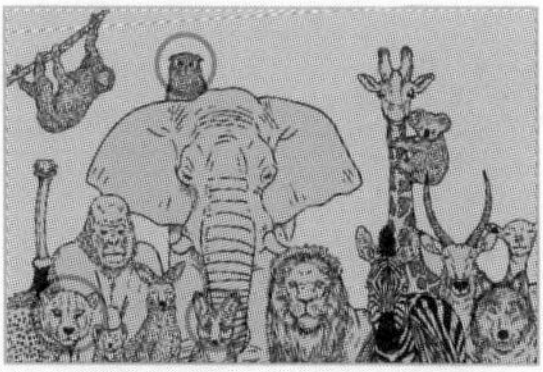

24,25,26ページ

目で全体を把握する能力、目で文字を把握する能力を鍛えます。

28ページ

3、7

水の流れを見て、リラックス。副交感神経のはたらきを促して毛様体筋のコリをほぐします。音や香りも想像することで、五感も刺激されます。

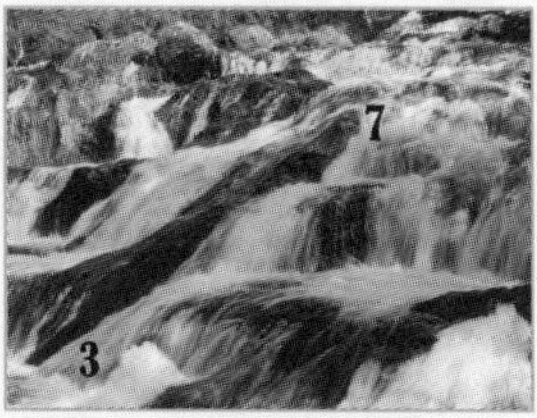

●**46** ページ

目で全体像を把握して脳を刺激します。

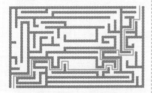

●**48** ページ

リラックスできる画像を見ることで副交感神経を刺激して、毛様体筋のこわばりをほぐします。

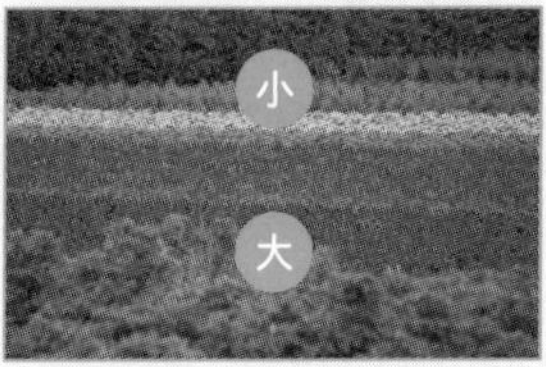

●**50** ページ

リラックスできる画像を見ることで副交感神経を刺激して、毛様体筋のこわばりをほぐします。

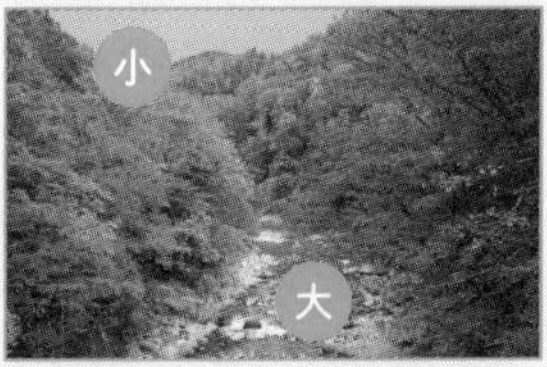

●**38**ページ

見たものを脳で適切にイメージする、視空間認知能力を鍛えましょう。

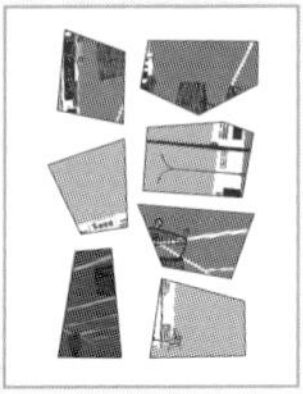

●**40**ページ

右下のスプーン

物の判別をするとき、上下左右を理解する目の力を鍛えます。

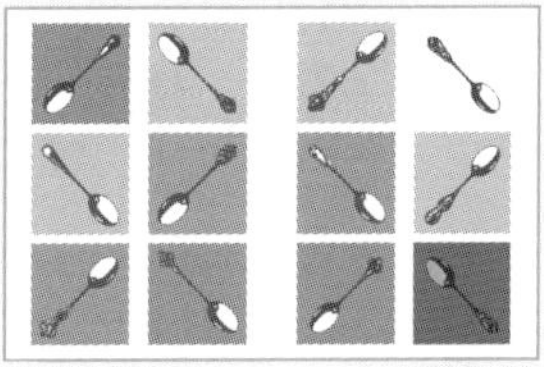

●**42,44** ページ

目の動きをスムーズにする能力を鍛えます。

日比野佐和子（ひびの・さわこ）
医師／医学博士。ワイズサイエンス広尾統括院長。大阪大学大学院医学系研究科臨床遺伝子治療学特任准教授。内科医、皮膚科医、眼科医、日本抗加齢医学会専門医。大阪大学大学院医学系研究科博士課程修了。同志社大学アンチエイジングリサーチセンター講師、森ノ宮医療大学保健医療学部准教授、ルイ・パストゥール医学研究センター基礎研究部アンチエイジング医科学研究室室長を経て現職。真摯なカウンセリングで、多くのスポーツ選手や著名人にも信頼されている。著書『まいにち、眼トレ』『目がよくなる魔法のぬり絵』（扶桑社）など多数。テレビ・雑誌でも活躍中。

平松 類（ひらまつ・るい）
医師／医学博士。1978年愛知県生まれ。昭和大学医学部卒業。彩の国東大宮メディカルセンター眼科部長・眼科専門医・緑内障手術機器トラベクトーム指導医として勤務。著書『緑内障の最新治療』『その白内障手術、待った！』（時事通信社）など多数。テレビ、新聞、ラジオ、雑誌、インターネットメディアなどでも活躍中。

だいわ文庫

眺《なが》めるだけで目《め》がよくなる　眼《がん》トレ

著者　日《ひ》比《び》野《の》佐《さ》和《わ》子《こ》
監修　平《ひら》松《まつ》類《るい》

二〇一七年九月一五日第一刷発行
二〇一七年一〇月五日第二刷発行

発行者　佐藤 靖
発行所　大和《だいわ》書房
東京都文京区関口一－三三－四　〒一一二－〇〇一四
電話 〇三－三二〇三－四五一一

フォーマットデザイン　鈴木成一デザイン室
本文デザイン　庄子佳奈
イラスト　林田秀一
撮影　もろだ こずえ
編集協力　渡辺稔大
本文印刷　シナノ　カバー印刷　山一印刷
製本　ナショナル製本

ISBN978-4-479-30669-6
乱丁本・落丁本はお取り替えいたします。
http://www.daiwashobo.co.jp

近見視力表

近見視力表を目から40センチ離して、片目ずつどこまで見えるか
確認します。0.4の段が見えにくいと、視力が下がっています。
眼トレをしばらく続けた後、視力の変化を確認してみましょう。

切り取り線 ✂

0.1	C	C	C	C	C
0.2	C	U	C	C	U
0.3	U	C	C	C	C
0.4	U	C	U	C	U
0.5	C	U	C	U	C
0.6	C	C	U	C	C
0.7	U	C	C	C	U
0.8	C	C	C	C	C
0.9	C	C	C	C	C
1.0	C	C	C	C	C

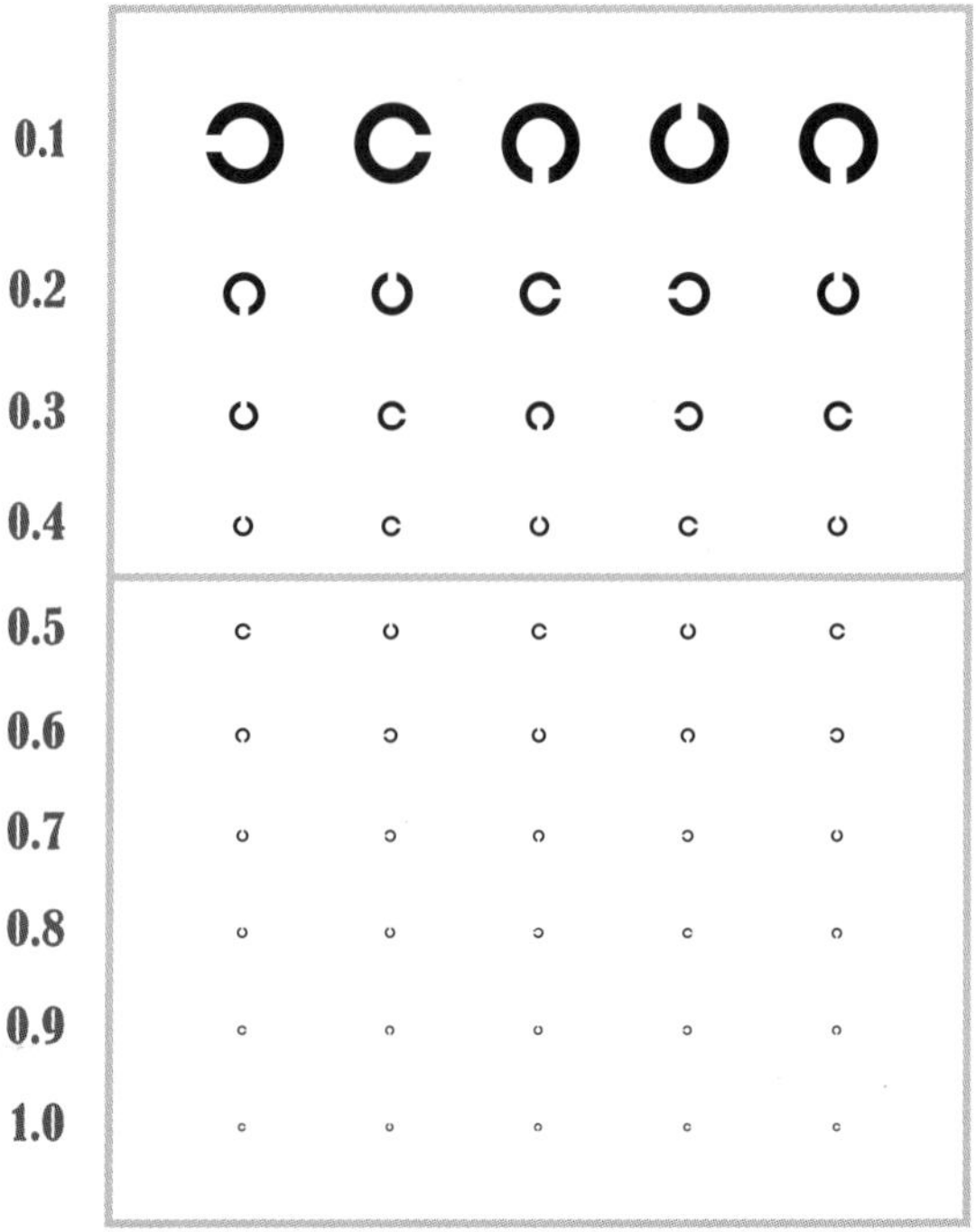